陈修园

著

王履康

点校

俞长荣

审阅

医学三字经

中医启蒙经典·名家校注南雅堂陈修园医书

海峡出版发行集团
THE STRAITS PUBLISHING & DISTRIBUTING GROUP | 福建科学技术出版社
FUJIAN SCIENCE & TECHNOLOGY PUBLISHING HOUSE

图书在版编目（CIP）数据

医学三字经 /（清）陈修园著；王履康点校 . —福州：
福建科学技术出版社，2019.10
（中医启蒙经典 . 名家校注南雅堂陈修园医书）
ISBN 978-7-5335-5857-4

Ⅰ . ①医… Ⅱ . ①陈… ②王… Ⅲ . ①中医学 – 临床
医学②《医学三字经》– 译文 Ⅳ . ① R24

中国版本图书馆 CIP 数据核字（2019）第 062747 号

书　　名	医学三字经
	中医启蒙经典·名家校注南雅堂陈修园医书
著　　者	陈修园
点　　校	王履康
审　　阅	俞长荣
出版发行	福建科学技术出版社
社　　址	福州市东水路 76 号（邮编 350001）
网　　址	www.fjstp.com
经　　销	福建新华发行（集团）有限责任公司
印　　刷	福州德安彩色印刷有限公司
开　　本	700 毫米 ×1000 毫米　1 / 16
印　　张	8
字　　数	103 千字
版　　次	2019 年 10 月第 1 版
印　　次	2019 年 10 月第 1 次印刷
书　　号	ISBN 978-7-5335-5857-4
定　　价	25.00 元

书中如有印装质量问题，可直接向本社调换

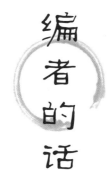

编者的话

陈修园（1753—1823），福建古代名医之一，其善于继承整理古典医籍，功力深厚，涉猎广泛，博采众长，学术上医文并重，法古而不泥古，继承创新并举。他注疏经典，启迪后人，是一位中医科普大家和卓越的教育家。

此套16种陈修园医书（原丛书名为"新校注陈修园医书"）自20世纪80年代由我社出版以来，深受广大中医爱好者和海内外中医界同仁的喜爱，同人脍炙，梨枣再易，总印数达50多万册，并先后荣获首届全国优秀医史文献图书暨中医药工具书银奖、全国首届古籍整理图书三等奖等多项省部级与国家级奖项。为了更好地阐发其学术价值，增强可读性，此次按现行编辑规范全面重新审读和梳理，定名为"中医启蒙经典·名家校注南雅堂陈修园医书"。

　　与其他陈修园医学丛书不同的是，本套丛书校注者不乏闽派著名临床医家、医史学家、我国首批 500 名老中医专家，他们中有原福建中医学院院长俞长荣、享医史界"南俞北马"之誉的"南俞"俞慎初教授、五世医家的林庆祥中医师。其次，此套丛书校注既遵从医古文规范精妙到位，又贴合临床，从临床角度多有发挥，更切实用性与启发性。为了凸显本套丛书的校注特色，我们基本还原和保留了校注者的校注原貌。

　　值此丛书问世之际，我们深切怀念"新校注陈修园医书"的倡导者、组织者、策划者——我国已故著名中医学家、医史大家俞慎初教授。此次，由俞慎初之女、"新校注陈修园医书"原责任编辑、我社原副社长副总编辑俞鼎芬编审组织联系，我们再次探访了几位校注者。在重新整理此丛书的过程中，我们深为老一辈中医药专家对中医事业的认真执着、无私奉献和不懈追求的精神所感动。他们的精神永远铭刻在我们心中，并激励着后人求索奋进。

　　由于原版书校注年代久远，经过多方努力，仍无法与所有校注者一一取得联系，望校注者或其亲属看到此套丛书后尽快与我社联系，我们将按有关规定寄赠样书并付稿酬。

　　再次感谢为此套丛书出版倾注大量心血的前辈们！

编者

2019 年 5 月

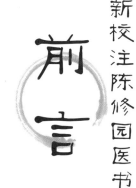

前言

陈修园（1753—1823），名念祖，福建长乐人。他学识渊博，医理精湛，不仅是一位富有创见的医学理论家和医术超群的临床家，同时也是一位杰出的中医科普作家。

陈氏热爱祖国医学，以继承、发扬这一宝贵的民族文化遗产为己任，孜孜不倦地为之奋斗终身。他对古典医籍的钻研，功力深厚，涉猎广泛，并博取众长，结合个人实践体会，写出许多著作，因而自成一家。特别可贵的是，他不鄙薄貌似浅易的中医普及工作，数十年如一日，本着"深入浅出，返博为约"的精神，采用通俗易懂的文字，阐释古奥艰深的中医学理，为后学者开启了升堂入室的方便之门。

陈氏著作颇多，业经肯定的有《神农本草经读》《时方歌括》《时方妙用》《医学三字经》《医学实在易》《医学从众录》《伤寒论浅注》《金匮要略浅注》《伤寒真方歌括》《金匮方歌括》《长沙方歌括》《景岳新方八阵砭》《灵素集注节要》《女科要旨》《十药神书注解》《伤寒医诀串解》等十六种，包括了从基础到临床，从入门、普及到提高等方面的内容，体现了陈氏的理论、心法和经验。其文字质朴洗炼，畅达优美，歌诀音韵，脍炙人口；其内容深入浅出，切于实用。有人称道他的文章是"连篇累牍而不繁，寥寥数语而不漏"。他的著作，一百多年来流传广泛、影响深远，成为中医自学与教学的重要书籍。

因此，搜集、整理陈氏的医学论著，并加以发扬光大，是中医学术界一项责无旁贷的任务。为此，我们选择了陈修园著作的适当版本，进行了校勘、注释和标点断句，并由福建科学技术出版社分册出版。

祖国医学在漫长的历史发展过程中，虽然几经摧残，但仍人才辈出，代有名家，经验日益丰富，理论不断发展。此中道理，值得探讨。我们希望通过陈修园著作的校注出版，有助于更好地，全面、系统、深入地研究陈氏的学术成就和学术思想；有助于探索中医名家的成长道路，摸索中医人才的培养规律；同时，也给中医临床、教学、授徒与自学提供一份宝贵的参考资料。

然而，由于时代的局限和遵古太甚，陈氏对于祖国医药学的发展，难免认识不足，对持不同学术观点医家的批评，未免失之过激，这是学习、研究陈修园学术思想时应该注意的问题。

中华全国中医学会福建分会
"新校注陈修园医书"校注组
1981 年 8 月

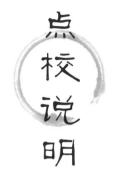

点校说明

一、本书以清嘉庆九年（1804年）正月七日付印的南雅堂版、上海文华书店1917年石印本为底本，并参考方药中所著《医学三字经浅说》等，进行校勘。

二、本书卷次、篇章均依底本排列。底本为繁体字竖排，现改为简体字横排。底本中的双行小字，今统一改为单行小字。排式变更造成的文字含义变化予径改，如"右"改为"上"，并采用现代标点。

三、校注方面，陈氏原注排于句后，本书新注则置于当页之末。

四、凡底本无误，校本有误的，不改不注。底本引文虽有化裁，但文理通顺又不失原意者，不改不注。唯底本有误或引文改变原意时，方据情酌改，或仍存其旧，并酌情出注说明。

五、底本中某些异体字、通假字、古今字，或改为简化字，或保留底本原字，并酌情出注。若显系笔误或误用字，则径改，不出注。

六、底本中某些中药名和中医专业术语具有时代特色，故中药名和中医专业术语与今通行名不同者，为保留古书原貌和时代特色，不作修改。

七、底本中疑难字句、冷僻字及重要的特殊术语等，酌情简要出注。

八、为保留古籍原貌，底本的观点及理论不作任何删改，药物剂量亦采用旧制，个别当今已禁用或改用替代品的药物也未作改动，请读者注意甄别。

医学三字经小引

　　童子入学，塾师先授以《三字经》，欲其便诵也，识途也。学医之始，未定先授何书，如大海茫茫，错认半字罗经，便入牛鬼蛇神之域，余所以有《三字经》之刻也。前曾托名叶天士，取世俗所推崇者以投时好，然书中之奥旨，悉本圣经，经明而专家之伎可废。谢退谷于注韩书室得缮本，惠书千余言，属归本名，幸有同志。今付梓而从其说，而仍名经而不以为僭者，采集经文，还之先圣，海内诸君子，可因此一字而共知所遵，且可因此一字而不病余之作。

　　　　　　嘉庆九年岁次甲子人日　　陈念祖自题于南雅堂

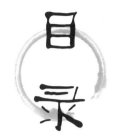

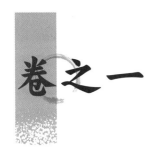

卷之一

医学源流第一

医之始，本岐黄[1]；　　黄，黄帝也。岐，岐伯也。君臣问答，以明经络、脏腑、运气之原，所以为医之祖。虽《神农本经》在黄帝之前，而神明用药之理，仍始于《内经》也。

《灵枢》作，《素问》详。　　《灵枢》九卷、《素问》九卷，通谓之《内经》，《汉书·艺文志》载"黄帝内经十八篇"是也。医门此书，即业儒之五经也。

《难经》出，更洋洋!　　洋洋，盛大也。《难经》八十一章，多阐发《内经》之旨，以补《内经》所未言，即间有与《内经》不合者，其时去古未远，别有考据也。秦越人，号扁鹊，战国人。著《难经》。

越汉季，有南阳[2]，　　张机，字仲景，居南阳，官长沙，东汉人也。著《伤寒杂病论》《金匮玉函经》。

六经辨[3]，**圣道彰**[4]。　　《内经》详于针灸，至伊尹有汤液治病之法，

---

〔1〕医之始，本岐黄：古人认为医学起源于黄帝和岐伯。这是"医源于圣"的错误认识。

〔2〕南阳：指张仲景。从前为了对某人表示崇敬，往往以他的出生地名或职衔来称呼他。

〔3〕六经：即太阳、阳明、少阳、太阴、少阴、厥阴。以六经辨证用来归纳症状、说明疾病过程中发展变化的各种情况。

〔4〕圣道彰：指中医学术理论更加显著发扬。

扁鹊、仓公因之。仲师出而杂病伤寒专以方药为治，其方俱原本于神农、黄帝相传之经方，而集其大成。

《伤寒》著，《金匮》藏。 王肯堂谓《伤寒论》义理如神龙出没，首尾相顾，鳞甲森然。《金匮玉函》，示宝贵秘藏之意也。其方非南阳所自造，乃上古圣人所传之方，所谓经方是也。其药悉本于《神农本经》。非此方不能治此病，非此药不能成此方，所投必效，如桴鼓之相应。

垂方法，立津梁^{〔1〕}。 仲师，医中之圣人也。儒者不能舍至圣之书而求道，医者岂能外仲师之书以治疗。

李唐后^{〔2〕}**，有《千金》；** 唐·孙思邈，华原人。隐居太白山，著《千金方》《千金翼方》各三十卷。宋仁宗命高保衡、林亿校正，后列《禁经》二卷。今本分为九十三卷。较《金匮》虽有浮泛偏杂之处，而用意之奇，用药之巧，亦自成一家。

《外台》继，重医林。 唐·王焘著《外台秘要》四十卷，分一千一百四门，论宗巢氏，方多秘传，为医门之类书。

后作者，渐浸淫； 等而下之，不足观也已。

红紫色，郑卫音^{〔3〕}。 间色乱正，靡音忘倦。

迨东垣^{〔4〕}**，重脾胃；** 金·李杲，字明之，号东垣老人。生于世宗大定二十年，金亡入元，十七年乃终，年七十二，旧本亦题元人。作《脾胃论》《辨惑论》《兰室秘藏》。后附以诸家合刻，有《东垣十书》传世。

温燥行，升清气； 如补中益气及升阳散火之法，如苍术、白术、羌活、独活、木香、陈皮、葛根之类，最喜用之。

虽未醇，亦足贵。 人谓东垣用药，如韩信用兵，多多益善。然驳

---

〔1〕津梁：像重要的渡口和桥梁一样，为习医者必经之路，也就是说是医者必读之书。

〔2〕李唐：唐朝（618—906）统治者姓李，故称李唐。

〔3〕郑卫：郑、卫是春秋二诸侯国名。郑、卫二国相邻，郑卫音乐高亢，孔子认为"郑声淫"，是不能和雅乐相比的。

〔4〕迨（dài 待）：到了的意思。

杂之处，不可不知。惟以脾胃为重，故亦可取。

若河间，专主火[1]，　　金·刘完素，字守真，河间人，事迹俱详《金史·方技传》。立火之说，始自河间。

遵之经，断自我[2]；　　《原病式》十九条，俱本《内经·至真要大论》，多以火立论，而不能参透经旨。如火之平气曰升明，火之太过曰赫曦，火之不及曰伏明，其虚实之辨，若冰炭之反也。

一二方，奇而妥[3]。　　如六一散、防风通圣散之类，皆奇而不离于正也。

丹溪出，罕与俦[4]；　　元·朱震亨，字彦修，号丹溪，金华人。其立方视诸家颇高一格。

阴宜补，阳勿浮[5]；　　《丹溪心法》以补阴为主，谓阳常有余，阴常不足。诸家俱辨其非，以人得天地之气以生，有生之气，即是阳气，精血皆其化生也。

杂病法，四字求。　　谓气、血、痰、郁是也。一切杂病，只以此四字求之。气用四君子汤，血用四物汤，痰用二陈汤，郁用越鞠丸，参差互用，各尽其妙。

若子和[6]，**主攻破；**　　张子和（戴人）书中，所主多大黄、芒硝、牵牛、芫花、大戟、甘遂之类，意在驱邪。邪去则正安，不可畏攻而养病。

---

〔1〕若河间，专主火：刘完素治病专从火着眼，对热病和其他杂病的治疗，具有丰富的经验，主张降心火、益肾水，善于运用清凉解毒的方剂，因而后世称他为"寒凉派"。著有《运气要旨》《素问宣明论方》《素问玄机原病式》等书。

〔2〕遵之经，断自我：刘完素学说虽然根据《内经》的理论，但有很多是他自己的见解。

〔3〕一二方，奇而妥：刘完素所制定的几个方剂，具有独特的见解，用药既奇特也很妥善。

〔4〕罕（hǎn 喊）与俦（chóu 愁）：意思是同辈很少有比得上他的人。

〔5〕阳勿浮：这里的阳指相火；浮，指妄动，意思是相火不可妄动。主张保存阴精，勿妄动相火，因而提出"阳常有余，阴常不足"的理论。

〔6〕子和：即张子和，名从正，号戴人。金元四大家之一。治病善于运用发汗剂、催吐剂和泻下剂。后世称他为"攻下派"。著有《儒门事亲》等书。

中病良，勿太过。 　　子和之法，实症自不可废，然亦宜中病而即止；若太过，则元气随邪气而俱散，挽无及矣。

四大家，声名噪； 　　刘河间、张子和、李东垣、朱丹溪为金元四大家，《张氏医通》之考核不误。

《必读》书，错名号。 　　李士材《医宗必读》四大家论，以张为张仲景，误也。仲景为医中之圣，三子岂可与之并论。

明以后，须酌量[1]； 　　言医书充栋汗牛，可以博览之，以广见识，非谓诸家所著皆善本也。

详而备，王肯堂。 　　金坛王宇泰，讳肯堂。著《证治准绳》，虽无所采择，亦医林之备考也。

薛氏按，说骑墙； 　　明·薛己，号立斋，吴县人。著《薛氏医按》十六种，大抵以四君子、六君子、逍遥散、归脾汤、六八味丸主治，语多骑墙。

士材说，守其常； 　　李中梓，号士材，国朝人也。著《医宗必读》《士材三书》。虽曰浅率，却是守常，初学者所不废也。

景岳出，著新方； 　　明·张介宾，字会卿，号景岳，山阴人。著《类经质疑录》。全书所用之方，不外新方八阵，其实不足以名方。古圣人明造化之机，探阴阳之本，制出一方，非可以思议及者。若仅以熟地补阴、人参补阳、姜附祛寒、芩连除热，随拈几味，皆可名方，何必定为某方乎？

石顽续，温补乡； 　　张璐，字路玉，号石顽，国朝人。著《医通》，立论多本景岳，以温补为主。

献可论，合二张； 　　明·宁波赵献可，号养葵。著《医贯》。大旨重于命门，与张石顽、张景岳之法相同。

诊脉法，濒湖昂。 　　明·李时珍，字东璧，号濒湖。著《本草纲目》五十二卷，杂收诸说，反乱《神农本经》之旨。卷末刻《脉学》颇佳，今医多宗之。

---

〔1〕明以后，须酌量：明代以后，医学书籍很多，但各有长短，学习时要分析思考，择其善者从之。

数子者，各一长；　　知其所长，择而从之。

揆诸古[1]**，亦荒唐，**　　理不本于《内经》，法未熟乎仲景，纵有偶中，亦非不易矩矱。

长沙室，尚徬徨。　　数子虽曰私淑长沙，升堂有人，而入室者少矣！

惟韵伯，能宪章[2]**；**　　慈溪柯琴，字韵伯，国朝人。著《伤寒论注》《论翼》，大有功于仲景，而《内经》之旨，赖之以彰。

徐尤著，本喻昌；　　徐彬，号忠可；尤怡，号在泾。二公《金匮》之注，俱本喻嘉言。考嘉言名昌，江西南昌人。崇祯中以选举入都，卒无所就，遂专务于医，著《尚论篇》，主张太过，而《医门法律》颇能阐发《金匮》之秘旨。

大作者，推钱塘。　　张志聪，号隐安；高世栻，号士宗。俱浙江钱塘人也。国朝康熙间，二公同时学医，与时不合，遂闭门著书，以为传道之计。所注《内经》《本草经》《伤寒论》《金匮》等书，各出手眼，以发前人所未发，为汉后第一书。今医畏其难，而不敢谈及。

取法上，得慈航[3]**。**　　取法乎上，仅得其中。切不可以《医方集解》《本草备要》《医宗必读》《万病回春》《本草纲目》《东医宝鉴》《冯氏锦囊》《景岳全书》《薛氏医按》等书为捷径也。今之医辈，于此书并未寓目，止取数十种庸陋之方，冀图幸中，更不足论也。

---

〔1〕揆（kuí 癸）：衡量比较之意。

〔2〕能宪章：指能遵守《伤寒论》的精神和法度。

〔3〕慈航：佛教名词。佛教认为佛、菩萨以大慈大悲救度众生脱离苦海，有如航行的渡船。此引申为治病救人。

中风第二

人百病，首中风；　　《内经》云：风为百病之长也。昔医云：中脏多滞九窍，有唇缓、失音、耳聋、目瞀、鼻塞、便难之症；中腑多着四肢；中经则口眼㖞斜；中血脉则半身不遂。

骤然得，八方通。　　中风病骤然昏倒，不省人事，或痰涌、瘈疭、偏枯等症。八方者，谓东、西、南、北、东北、西北、东南、西南也。

闭与脱，大不同。　　风善行而数变，其所以变者，亦因人之脏腑寒热为转移。其人脏腑素有郁热，则风乘火势，火借风威，而风为热风矣。其人脏腑本属虚寒，则风水相遭，寒水彻骨，而风为寒风矣。热风多见闭症，宜疏通为先；寒风多见脱症，宜温补为急。

开邪闭，续命雄；　　小续命汤，风症之雄师也，依六经见症加减治之，专主驱邪。闭者宜开，或开其表，如续命汤是也；或开其里，如三化汤是也；或开其壅滞之痰，如稀涎散、涤痰汤是也。

固气脱，参附功。　　脱者宜固，参附汤固守肾气，术附汤固守脾气，芪附汤固守卫气，归附汤固守营气。先固其气，次治其风。若三生饮一两加人参一两，则为标本并治之法。正虚邪盛，必遵此法。

顾其名，思其义，　　名之曰风，明言八方之风也；名之曰中，明言风自外入也。后人议论穿凿，俱不可从。

若舍风，非其治[1]。　　既名中风，则不可舍风而别治也。

火气痰，三子备；　　刘河间举五志过极，动火而卒中，皆因热甚，故主乎火。大法：用防风通圣散之类；亦有引火归源，如地黄饮子之类。李东垣以元气不足而邪凑之，令人卒倒如风状，故主乎气虚。大法：补中益气

---

〔1〕非其治：由于中风是风邪致病，就应针对风邪而论治，假使不治风邪，就不是恰当的治疗方法。

汤加减。朱丹溪以东南气温多湿，有病风者，非风也；由湿生痰，由痰生热，热生风，故主乎湿。大法：以二陈汤加苍术、白术、竹沥、姜汁之类。

不为中，名为类； 　　中者自外而入于内也。此三者，既非外来之风，则不可仍名为中，时贤名为类中风。

合而言，小家伎。 　　虞天民云：古人论中风，言其症也。三子论中风，言其因也。盖因气、因湿、因火，挟风而作，何尝有真中、类中之分。

喑喎斜，昏仆地， 　　喑者，不能言也。喎斜者，口眼不正也。昏仆地者，不省人事，猝倒于地也。口开目合，或上视、撒手、遗尿、汗出如油者，不治。

急救先[1]**，柔润次**[2]**，** 　　柔润熄风，为治中风之秘法，喻嘉言加味六君子汤、资寿解语汤甚妙。

填窍方[3]**，宗《金匮》。** 　　《内经》云：邪害空窍。《金匮》中有侯氏黑散、风引汤，驱风之中，兼填空窍。空窍满则内而旧邪不能容，外而新风不复入矣。喻嘉言曰：仲景取药积腹中不下，填窍以熄风。后人不知此义，每欲开窍以出其风。究竟窍空而风愈炽，长此安穷哉？三化汤、愈风汤、大秦艽汤皆出《机要方》中，云是通真子所撰，不知其姓名。然则无名下士，煽乱后人见闻，非所谓一盲引众盲耶！

---

〔1〕急救先：中风之症，病情险恶多变，首先应对症急救，使患者复苏。

〔2〕柔润次：病情稳定后，再使用柔润镇静滋养药，也就是用柔肝熄风法以治本。

〔3〕填窍方：指填空窍。空窍是指毛孔。古人认为风邪是从毛孔侵入的，治病求因，就应运用填空窍的方剂。

虚痨第三

虚痨病，从何起？　　咳嗽、吐血、五心烦热、目花、耳鸣、口烂、鼻干、气急、食不知味、羸瘦、惊悸、梦遗、往来寒热、怠惰、嗜卧、疲倦、骨蒸、不寐、女子不月等症，皆成痨病。

七情伤，上损是。　　扁鹊谓损其阳自上而下，一损肺，二损心，三损胃，过于胃则不可治。其说本于《内经》"二阳之病发心脾[1]"，有不得隐曲，为女子不月。按：心脾上也，至不得隐曲，女子不月，则上极而下矣。

归脾汤，二阳旨。　　即《内经》"二阳之病发心脾"之旨也。此方为养神法，六味丸为补精法，高鼓峰并用之。

下损由，房帏迩[2]。　　扁鹊谓损其阴自下而上，一损肾，二损肝，三损脾，过于脾则不可治。其说本于《内经》五脏主藏精也，不可伤，伤则失守而无气，无气则死矣。按：精生于五脏而统司于肾，如色欲过度，则积伤而下损；至于失守无气，则下极而上矣。

伤元阳，亏肾水。　　肾气，即元阳也。元阳伤，为困倦、食少、便溏、腰痛、阳痿等症。肾水，即元阴也。元阴亏，为蒸热、咳嗽、吐血、便血、遗精、喉痛、口疮、牙齿浮动等症。

肾水亏，六味拟；　　六味地黄丸为补肾水之主方，景岳左归饮、左归丸亦妙。推之三才汤、八仙长寿丸、都气丸、天王补心丹，皆可因症互服。

元阳伤，八味使。　　崔氏肾气丸，后人为八味地黄丸。立方之意，原为暖肾逐水，非补养元气。明·薛立斋及赵养葵始用以温补命火。时医遂奉为温补肾命之主方。景岳右归饮、右归丸皆本诸此。如火未大衰者，以还

---

[1]二阳之病发心脾：二阳，指手阳明大肠经和足阳明胃经。《素问·阴阳类论》："二阳为维，所谓二阳者，阳明也。"目前，对"二阳之病发心脾"的解释有二：一为二阳的病发自心脾；一为二阳病能影响到心脾。
[2]房帏迩：帏是帐子，迩是近的意思。全句意思是指性生活超过正常。

少丹代之；阳虚极者，宜近效白术汤。

各医书，伎止此。 苦寒败胃及辛热耗阴，固无论矣。即六味、归脾，何尝非流俗之套法。

甘药调[1]**，回生理；** 扁鹊云：针药莫治者，调以甘药。仲景因之。喻嘉言曰：寿命之本，积精自刚；然精生于谷，谷入少则不能生血，血少则不能化精。《内经》云：精不足者，补之以味。味者，五谷之味也，补以味而节其劳，则积贮渐富，大命不倾也。

建中汤，《金匮》轨。 小建中汤及加黄芪、加人参、加当归、加白术等汤，皆急建其中气，俾饮食增而津液旺，以至充血生精，而复其真阴之不足。但用稼穑作甘之本味，而酸辛苦咸在所不用，盖舍此别无良法也。按：炙甘草汤即比汤化为润剂，喻氏清燥汤即此汤化为凉剂。

薯蓣丸，风气弭[2]**；** 《金匮》薯蓣丸。自注云：治虚痨诸不足，风气百疾。

䗪虫丸，干血已[3]**。** 《金匮》大黄䗪虫丸。自注：治五痨诸伤，内有干血，肌肤甲错。

二神方，能起死。 尤在泾云：风气不去，则足以贼正气而生长不荣，以薯蓣丸为要方。干血不去，则足以留新血而灌溉不周，以䗪虫丸为上剂。今之医辈，能梦见此二方否？

---

〔1〕甘药调：指用富有营养的良药来调理。

〔2〕风气弭（mǐ 米）：指虚痨病人感染的风邪能平息。

〔3〕干血已：指虚痨病女患者停经，用大黄䗪虫丸能治愈。

咳嗽第四

气上呛[1]，**咳嗽生，** 　　《内经》云：五脏六腑皆令人咳，不独肺也。然肺为气之市，诸气上逆于肺，则呛而咳。是咳嗽不止于肺而亦不离于肺也。

肺最重，胃非轻。 　　《内经》虽分五脏诸咳，而所尤重者，在"聚于胃关于肺"六字。盖胃中水谷之气，不能如雾上蒸于肺，而转溉诸脏，只是留积于胃中，随热气而化为痰，随寒气而化为饮。胃中既为痰饮所滞，则输肺之气亦必不清，而为诸咳之患矣。

肺如钟，撞则鸣。 　　肺为脏腑之华盖，呼之则虚，吸之则满。只受得本然之正气，受不得外来之客气。客气干之，则呛而咳矣。亦只受得脏腑之清气，受不得脏腑之病气。病气干之，亦呛而咳矣。肺体属金譬若钟，然一外一内，皆所以撞之使鸣也。

风寒入，外撞鸣； 　　经云：微寒微咳。可见咳嗽多因于风寒也。风从皮毛而入于肺，寒从背俞而入于肺，皆主乎外也。后注虽言热、言湿、言燥，令不自行，亦必假风寒以为之帅也。

痨损积[2]，**内撞鸣。** 　　痨伤、咳嗽，主乎内也。二者不治，至于咳嗽失音，是金破不鸣矣。

谁治外，六安行[3]； 　　六安煎虽无深义，却亦平稳。然外感诸咳，当辨风热、风燥二症。如冬时先伤非节之暖，复加风寒外遏，以致咳嗽、痰结、咽肿、身重、自汗、脉浮者，风热也，宜荾蕤汤辛润之剂，切勿辛热发散。而风燥一症，辨治尤难。盖燥为秋气，令不独行，必假风寒之威，而令乃振，咳乃发也。《内经》只言秋伤于湿，何也？以长夏受湿土郁蒸之气，随秋令

---

〔1〕呛（qiāng 腔）：气向上冲叫呛。

〔2〕痨损积：痨指虚痨、痨瘵。损，是指内伤。积是积聚。有痨瘵病因加内伤，日积月累而发病。

〔3〕六安行：指用六安煎一类的方药。

收敛，伏于肺胃之间，直待秋深燥令大行，与湿不能相容，至冬而为咳嗽也。此症有肺燥胃湿两难分解之势，唯《千金》麦门冬汤、五味子汤独得其秘，后人以敛散不分、燥润杂出弃之，昧之甚也。

谁治内，虚痨程[1]。　　宜于《虚痨门》择其对症之方。审是房痨伤精则补精，审是思郁伤脾则养神。

挟水气[2]**，小龙平；**　　柯韵伯治咳嗽，不论冬夏，不拘浅深，但是寒嗽，俱用小青龙汤，多效。方中驱风散寒，解肌逐水，利肺暖肾，除痰定喘，攘外安内，各尽其妙。盖以肺家沉寒痼冷，非麻黄大将不能捣其巢穴，群药安能奏效哉。

兼郁火，小柴清。　　寒热往来咳嗽者，宜去人参、大枣、生姜，加干姜、五味治之。

姜细味，一齐烹；　　《金匮》治痰饮咳嗽，不外小青龙汤加减。方中诸味皆可去取，唯细辛、干姜、五味不肯轻去。即面热如醉，加大黄以清胃热，及加石膏、杏仁之类，总不去此三味，学者不得不深思其故也。徐忠可《金匮辨注》有论。

长沙法，细而精。　　《金匮》痰饮咳嗽治法，宜熟读之。

---

〔1〕虚痨程：意思是如果治内，应按治痨的法则。

〔2〕挟水气：指体内兼有痰饮停留。

疟疾第五

疟为病，属少阳，　　少阳为半表半里，邪居其界。入与阴争则寒，出与阳争则热。争则病作，息则病止，止后其邪仍据于少阳之经。

寒与热，若回翔。　　寒热必应期而至。

日一发，亦无伤；　　邪浅则一日一作，邪深则二日一作。

三日作，势猖狂。　　疟三日一作，时医名三阴疟，留连难愈。

治之法，小柴方。　　以小柴胡汤为主。初起，俗忌人参，姑从俗而去之，加青皮一钱。

热偏盛，加清凉；　　小柴胡汤加知母、花粉、石膏、黄连之类，随宜择用。

寒偏重，加桂姜。　　加干姜、桂枝，甚者加附子、肉桂。

邪气盛，去参良，　　身热者，小柴胡汤去人参加桂枝一钱。服后食热粥，温覆取微汗。

常山入，力倍强。　　小柴胡汤加常山二三钱。俗云邪未净不可用常山以截之，不知常山非截邪之品，乃驱邪外出之品。仲景用其苗，名曰蜀漆。

大虚者，独参汤；　　虚人久疟不愈，以人参一两、生姜五钱，水煎，五更服极效。贫者以白术一两代之，热多者以当归代之。

单寒牝，理中匡；　　单寒无热，名曰牝疟，宜附子理中汤加柴胡治之。

单热瘅，白虎详。　　单热无寒名曰瘅疟，或先热后寒名曰热疟，俱宜以白虎汤加桂枝治之。时医以六味汤加柴胡、芍药治之。

法外法，辨微茫[1]。　　以上皆前医之成法。更法外有法，不可不辨而治之。

---

〔1〕辨微茫：指症状不典型的病例，要详加辨别细小不同之处。

消阴翳[1]，**制阳光**[2]。　　热之不热，是无火也；益火之源，以消阴翳。寒之不寒，是无水也；壮水之主，以制阳光。

太仆注[3]，**慎勿忘**。　　王太仆消阴制阳等注，千古不刊之论。赵养葵遵之，以八味丸益火之源，六味丸壮水之主，久疟多以此法收功。

---

〔1〕阴翳（yì 意）：比喻阴证，像迷朦的阴云，阴寒属虚弱证，该用温肾补阳药来补充，以消除阴翳。

〔2〕阳光：比喻阳证，像炙热的阳光，应以滋肾养阴药来抑制阳亢证。

〔3〕太仆：指唐代王冰，曾任太仆官职，故人称王太仆。

痢症第六

湿热伤，赤白痢。　　王损庵论痢，专主湿热。其症里急后重，腹痛欲便不便，脓血秽浊，或白或赤，或赤白相半。

热胜湿，赤痢渍[1]**。**　　胃为多气多血之海。热，阳邪也，热胜于湿，则伤胃之血分而为赤痢。

湿胜热，白痢坠。　　湿，阴邪也。湿胜于热，则伤胃之气分而为白痢。赤白相半，则为气血两伤。

调行箴[2]**，须切记。**　　行血，则脓血自愈；调气，则后重自除。此四句为治初痢之格言，须切记之。

芍药汤，热盛饵；　　芍药汤调气行血，虽为初痢之总方，究竟宜于热症。

平胃加，寒湿试。　　寒湿泻痢初起者，以平胃散加干姜、泽泻、猪苓、木香治之。久而不愈，送下香连丸。

热不休，死不治。　　方书云：痢症发热不休者，不治。

痢门方，皆所忌。　　凡痢症初起即发热，非肌表有邪，即经络不和，温散而调营卫，外邪一解，痢亦松去。若概以为热，开手即用痢门套方，多有陷入变剧者。

桂葛投，鼓邪出；　　时医有发汗之戒，以其无外证而妄汗之也。若头痛、发热、恶寒，有汗宜用桂枝汤法，无汗宜用葛根汤法，鼓邪外出，然后治其痢。

外疏通，内畅遂。　　此二句是解所以发汗之故也。张飞畴云：当归四逆汤治痢极效。若发热而呕者，小柴胡汤、葛根黄连黄芩甘草汤。口渴下

---

〔1〕渍（zì 恣）：沉浸、积染，这里引作酿成。

〔2〕调行箴（zhēn 甄）：调气行血的箴言。

重者，白头翁汤如神。

嘉言书，独得秘； 喻嘉言《医门法律》中，议论甚见透彻。

《寓意》存，补《金匮》。 喻嘉言《寓意草》中，如麻黄附子细辛汤及人参败毒散等案，却能补《金匮》所未及。

心腹痛胸痹第七

心胃疼，有九种； 真心痛不治。今所云心痛者，皆心胞络及胃脘痛也。共有九种，宜细辨之。

辨虚实，明轻重。 虚者喜按，得食则止，脉无力；实者拒按，得食愈痛，脉有力。二症各有轻重。

痛不通，气血壅； 痛则不通，气血壅滞也。

通不痛，调和奉。 通则不痛，气血调和也。高士宗云：通之之法，各有不同。调气以和血，调血以和气，通也。上逆者使之下行，中结者使之旁达，亦通也。虚者助之使通，寒者温之使通，无非通之之法也。若必以下泄为通，则妄矣。

一虫痛，乌梅圆。 虫痛：时痛时止，唇舌上有白花点，得食愈痛。虫为厥阴风木之化，宜乌梅丸。

二注痛[1]，苏合研。 入山林古庙及见非常之物，脉乍大乍小，两手若出两人，宜苏合丸研而灌之。

三气痛，香苏专。 因大怒及七情之气作痛，宜香苏饮加元胡索二钱，七气汤亦妙。又方，用百合一两、乌药三钱，水煎服。

四血痛，失笑先。 瘀血作痛：痛如刀割，或有积块，脉涩，大便黑，宜桃仁承气汤、失笑散。

五悸痛，妙香诠。 悸痛，即虚痛也：痛有作止，喜按，得食稍止，脉虚弱，宜妙香散或理中汤加肉桂、木香主之。

六食痛，平胃煎。 食积而痛：嗳腐吞酸，其痛有一条扛起者，宜平胃散加山楂、谷芽主之。伤酒，再加葛根三钱、砂仁一钱。然新伤吐之、

---

[1]注痛：即注心痛，症见突然心腹（胃脘）痛，面目青黯，神志不清，脉搏不整等。古人认为其是由于邪气突然注入所致。

久伤下之为正法。

七饮痛，二陈咽。 停饮作痛：时吐清水，或胁下有水声，宜二陈汤加白术、泽泻主之。甚者，十枣汤之类亦可暂服。

八冷痛，理中全。 冷痛：身凉、脉细、口中和，宜理中汤加附子、肉桂主之。兼呕者，吴茱萸汤主之。

九热痛，金铃痊。 热痛：身热、脉数、口中热，宜金铃子、元胡索各二两，研末，黄酒送下二钱，名金铃子散，甚效。如热甚者，用黄连、栀子之类，入生姜汁治之。

腹中痛，照诸篇。 脐上属太阴，中脐属少阴，两胁属少阳、厥阴之交界地面，宜分治之。然其大意，与上相同。

《金匮》法，可回天。 《金匮要略》中诸议论，皆死症求生之法。

诸方论，要拳拳[1]。 《中庸》云：得一善则拳拳服膺，而弗失之矣。腹满痛而下利者，虚也。吐泻而痛，太阴证也，宜理中汤；雷鸣、切痛、呕吐者，寒气也，宜附子粳米汤。此以下利而知其虚也。胸满痛而大便闭者，实也。闭痛而不发热者，宜厚朴三物汤专攻其里；闭痛而不发热者，宜厚朴七物汤兼通表里；闭痛、发热、痛连胁下，脉紧弦者，宜大黄附子汤温下并行，此以便闭而知其实也。若绕脐疼痛，名寒疝，乌头煎之峻，不敢遽用，而当归生姜羊肉汤之妙，更不可不讲也。

又胸痹，非偶然； 胸膺之上，人身之太空也。宗气积于此，非偶然也。

薤白酒，妙转旋。 栝蒌薤白白酒汤或加半夏或加枳实、薤白桂枝汤之类，皆转旋妙用。

虚寒者，建中填。 心胸大寒，痛呕不能饮食，寒气上冲，有头足不可触近，宜大建中汤主之。上中二焦，为寒邪所痹，故以参姜启上焦之阳，合饴糖以建立中气，而又加椒性之下行，降逆上之气，复下焦之阳，为补药主方。

---

〔1〕要拳拳：一定要遵守不渝的意思。拳拳，奉持之貌，引申为恳切。

隔食反胃第八

隔食病，津液干，　　方书名膈者，以病在膈上是也。又名隔者，以食物不下而阻隔也。津液干枯为隔食病源。

胃脘闭，谷食难。　　胃脘干枯闭小，水饮可行，食物难下。

时贤法[1]，左归餐。　　赵养葵用大剂六味汤主之。高鼓峰仿赵养葵之法，以六味加生地、当归主之。杨乘六用左归饮去茯苓加当归、生地，以左归饮中有甘草引入阳明，开展胃阴。去茯苓者，恐其旁流入坎，不如专顾阳明之速效也。

胃阴展，贲门宽，　　如膏如脂，叠积胃底，即胃阴也。久隔之人，则胃阴亡矣。高鼓峰云：治隔一阳明尽之，阳明者胃也。但使胃阴充拓，在上之贲门宽展，则食物入；在下之幽门、阑门滋润，则二便不闭，而隔症愈矣。

启膈饮，理一般。　　启膈饮亦是和胃养阴之意。但此方泄肺气之郁，彼方救肾水之枯，一阴一阳，宜择用之。

推至理，冲脉干[2]。　　张石顽云：膈咽之间，交通之气不得降者，皆冲脉上行，逆气所作也。

大半夏，加蜜安。　　冲脉不治，取之阳明。仲景以半夏降冲脉之逆，即以白蜜润阳明之燥，加人参以生既亡之津液，用甘澜水以降逆上之水液。古圣之经方，惟仲景知用之。

《金匮》秘，仔细看。　　《金匮》明明用半夏，后人诸书，皆以半夏为戒。毁圣之说，倡自何人？君子恶之！

若反胃，实可叹，　　食得入而良久反出，名为反胃。

---

〔1〕时贤法：当代名医的治法。

〔2〕冲脉干：冲脉是奇经八脉之一；干，干扰的意思。《内经》说，冲脉起于气冲并少阴（肾）之经，使之上行至胸中而散。因此，凡见自下上冲的症状，就称为冲脉上逆病。而隔症是饮食下咽困难，并且吐食，故认为冲脉上逆干扰。

朝暮吐，分别看。　　朝食暮吐，暮食朝吐，与隔食症，宜分别而药之。

乏火化，属虚寒。　　王太仆云：食不得入，是有火也。食入反出，是无火也。此症属中下焦火衰无疑。

吴萸饮，独附丸，　　妙在吴萸镇厥阴逆气，配入甘温，令震坤合法，土木不害。生附子以百沸汤俟温，浸去盐，日换汤三次。三日去皮，放地上，四面以砖围，外以炭火烧一时，则附子尽裂，乘热投以姜汁，又如法制之。大抵一斤附子配一斤姜汁，以姜汁干为度，研末蜜丸，以粟米稀粥送下二钱。

六君类，俱神丹。　　六君子汤加姜附及附子理中汤之类。

气喘第九

喘促症，治分门。　　气急而上奔，宜分别而治之。

卤莽辈，只贞元。　　贞元饮是治血虚而气无所附，以此饮济之、缓之。方中熟地、当归之润，所以济之；甘草之甘，所以缓之。常服调养之剂，非急救之剂也。今医遇元气欲脱上奔之症，每用此饮以速其危，良可浩叹！

阴霾盛[1]，龙雷奔[2]。　　喘症多属饮病。饮为阴邪，非离照当空，群阴焉能退避。若地黄之类，附和其阴，则阴霾冲逆肆空，饮邪滔天莫救，而龙雷之火，愈因以奔腾矣。

实喘者，痰饮援。　　喘症之实者，风寒不解，有痰饮而为之援，则咳嗽甚而喘症作矣。

葶苈饮，十枣汤，　　肺气实而气路闭塞为喘者，以葶苈大枣泻肺汤主之。咳嗽气喘、两胁满痛者，以十枣汤主之。

青龙辈，撤其藩[3]。　　此方解表，兼能利水，治内外合邪以两撤之。

虚喘者，补而温。　　虚喘气促，不能接续，脉虚细无力，温补二字宜串看。有以温为补者，有以补为温者，切不可走于贞元一路，留滞痰涎也。

桂苓类，肾气论，　　仲景云：气短有微饮者，宜从小便去之，桂苓术甘汤主之，肾气丸亦主之。

平冲逆，泄奔豚[4]。　　冲气上逆，宜小半夏加茯苓汤以降之。奔豚症初起，脐下动气，久则上逆冲心，宜茯苓桂枝甘草大枣汤以安之。

真武剂，治其源，　　《经》云：其标在肺，其本在肾。真武汤为治

---

〔1〕阴霾（mái 埋）盛：喻人体内充满混浊阴水之气。

〔2〕龙雷奔：喻肾的虚火逆冲。

〔3〕撤其藩（fān 蕃）：撤去藩篱。这里指解除其病理屏障。

〔4〕奔豚（tún 臀）：又称奔气，有气从少腹上冲于胸或咽喉，发时痛苦剧烈，或有腹痛，或往来寒热。这里说的奔豚，仅指脐下动气，久则上逆冲心的证候。

喘之源也。

金水母，主诸坤。 　　肺属金而主上，肾属水而主下，虚喘为天水不交之危候，治病当求其本。须知天水一气，而位乎天水之中者，坤土也。况乎土为金母，金为水母，危笃之症，必以脾胃为主。

六君子，妙难言。 　　六君子汤加五味、干姜、北细辛，为治喘神剂。面肿加杏仁，面热如醉加大黄。此法时师闻之，莫不惊骇，能读《金匮》者，始知予言之不谬也。

他标剂，忘本根。 　　唯黑锡丹镇纳元气，为喘症必用之剂。此外如苏子降气汤、定喘汤及沉香黑铅丹，皆是害人之剂。

血症第十

血之道，化中焦。　　《经》曰：中焦受气取汁，变化而赤，是谓血。

本冲任，中溉浇。　　血之流溢，半随冲任而行于经络。

温肌腠，外逍遥。　　血之流溢，半散于脉外而充肌腠皮毛。

六淫逼，经道摇。　　六淫者，风、寒、暑、湿、燥、火也。经，常也；道，路也；言血所常行之路也，外邪伤之则摇动。

宜表散，麻芍条。　　外伤宜表散。东垣治一人内蕴虚热，外感大寒而吐血。法仲景麻黄汤加补剂，名麻黄人参芍药汤，一服而愈。

七情病，溢如潮。　　七情者，喜、怒、哀、惧、爱、恶、欲也。七情之动，出于五志。医书恒谓五脏各有火，五志激之则火动，火动则血随火而溢。然五志受伤既久，则火为虚火，宜以甘温之法治之。

引导法，草姜调。　　甘草干姜汤，如神，或加五味子二钱，火盛者加干桑皮三钱、小麦一两。时医有引血归脾之说，谓引血归脾即是归经。试问脾有多大，能容离经之血成斗成盆，尽返而归于内而不裂破乎？市医固无论矣。而以名自负者，亦蹈此弊，实可痛恨！

温摄法，理中超。　　理中汤加木香、当归煎服。凡吐血服凉药及滋润益甚，外有寒冷之象者，是阳虚阴走也，必用此方。血得暖则循行经络矣。此法出《仁斋直指》。

凉泻法，令瘀消。　　火势盛，脉洪有力，寒凉之剂原不可废。但今人于血症每用藕节、黑栀、白芨、旧墨之类以止涩之，致留瘀不散，以为咳嗽虚痨之基。《金匮》泻心汤大黄倍于芩连，为寒以行瘀法。柏叶汤治吐不止，为温以行瘀法。二方为一温一寒之对子。

赤豆散，下血标。　　粪前下血为近血，《金匮》用当归赤小豆散。

若黄土，实翘翘[1]**。**　　粪后下血为远血，《金匮》用黄土汤。

---

〔1〕翘翘：很高很好的意思。

一切血，此方饶。 　　黄土汤，不独粪后下血方也。凡吐血、衄血、大便血、小便血、妇人血崩及血痢久不止，可以统治之。以此方暖中宫土脏，又以寒热之品互佐之，步步合法也。五脏有血，六腑无血。观剖诸兽腹心下夹脊，包络中多血，肝内多血，心、脾、肺、肾中各有血，六腑无血。近时以吐血多者谓为吐胃血，皆耳食昔医之误，凡吐五脏血必死。若吐血、衄血、下血，皆是经络散行之血也。

水肿第十一

水肿病，有阴阳。 肿，皮肤肿大。初起目下有形如卧蚕，后渐及一身，按之即起为水肿，按之陷而不起为气肿。景岳以即起为气，不起为水，究之气行水即行，水滞气亦滞，可以分可以不必分也。只以阴水阳水为别。

便清利，阴水殃； 小便自利、口不渴属寒，名为阴水。

便短缩，阳水伤。 小便短缩、口渴属热，名为阳水。

五皮饮，元化方[1]。 以皮治皮，不伤中气。方出华元化《中藏经》。

阳水盛，加通防； 五皮饮加木通、防己、赤小豆之类。

阴水盛，加桂姜。 五皮饮加干姜、肉桂、附子之类。

知实肿，萝枳商； 知者，真知其病情，而无两可之见。壮年肿病骤起脉实者，加萝卜子、枳实之类。

知虚肿，参术良。 老弱病久，肿渐成，脉虚者，加人参、白术之类。

兼喘促，真武汤。 肿甚、小便不利、气喘、尺脉虚者，宜真武汤暖土行水。间用桂苓甘术汤化太阳之气，守服十余剂。继用导水茯苓汤二剂愈。今人只重加味肾气丸，而不知其补助阴气，反益水邪，不可轻服也。

从俗好，别低昂。 以上诸法，皆从俗也。然从俗中而不逾先民之矩矱[2]，亦可以救人。

五水辨，《金匮》详。 病有从外感而成者名风水。病从外感而成，其邪已渗入于皮，不在表而在里者名皮水。病有不因于风，由三阴结而成水者名正水。病有阴邪多而沉于下者名石水。病有因风因水伤心郁热名黄汗。《金匮》最详，熟读全书，自得其旨，否则卤莽误事耳。药方中精义颇详，宜细玩之。

---

〔1〕元化：后汉名医华佗的字。

〔2〕矩矱（huò 获）：规矩、法度。

补天手[1]，**十二方。** 越婢汤、防己茯苓汤、越婢加白术汤、甘草麻黄汤、麻黄附子汤、杏子汤、蒲灰散、芪芍桂酒汤、桂枝加黄芪汤、桂甘姜枣麻辛附子汤、枳术汤、附方《外台》防己黄芪汤。

肩斯道，勿炎凉[2]**。** 群言淆乱衷于圣，以斯道为己任，勿与世为浮沉，余有厚望焉。

---

〔1〕补天手：指挽救生命而具有高超医术的医生。
〔2〕勿炎凉：意思是担负治病救人的神圣职责，不要有所偏。炎，趋炎附势。凉，冷眼待人。不可重富贵轻贫贱，厚此薄彼。

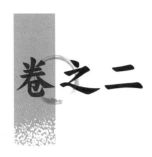

卷之二

胀满蛊胀第十二 水肿参看

胀为病，辨实虚。 　胀者，胀之于内也。虚胀误攻则坏，实胀误补则增。

气骤滞，七气疏。 　七气汤能疏通滞气。

满拒按，七物祛。 　腹满拒按，宜《金匮》厚朴七物汤，即桂枝汤、小承气汤合用，以两解表里之实邪也。

胀闭痛，三物锄。 　腹满而痛，若大便实者，宜《金匮》厚朴三物汤，行气中兼荡实法，以锄其病根。

以上言实胀之治法。

若虚胀，且踌躇[1]。 　仔细诊视，勿轻下药。

中央健[2]，四旁如。 　喻嘉言云：执中央以运四旁，千古格言。

参竺典[3]，大地舆[4]。 　土木无忤则为复，《佛经》以风轮主持大地，余于此悟到治胀之源头。

---

〔1〕踌躇（chóu chú 筹厨）：这里指要仔细思考，不能大意。

〔2〕中央健：中央指脾胃。应以健脾为主。

〔3〕竺典：亦称《竺经》，即《佛经》。《佛经》来自天竺国，故简称竺典。

〔4〕大地舆（yú 娱）：意思是大地载万物，土地为万物之母，健脾土是治胀的根本。舆，指车中装载东西的部分。

单腹胀，实难除。 四肢不肿而腹大如鼓。

山风卦[1]，指南车[2]。 《周易》卦象，山风蛊。

《易》中旨[3]，费居诸[4]。 《易》曰：蛊刚上而柔下，巽而止。

蛊，注卦变；卦体，刚上柔下，上情高亢而不下接，下情退缩而不上交，两情不相通也。卦德，下巽上止，在下逡巡畏缩而无敢为之心，在上因循止息而无必为之志，庶事日以隳也[5]。此言致蛊之由。医者参透此理，亦知蛊病之由。《易》又曰：蛊，元亨而天下治也。利涉大川，往有事也。先甲三日，后甲三日，终则有始天行也。注当蛊坏之日，有人以治之，以至于元亨，而天下之治，实始于此也。曰利涉大川者，言治蛊之人，宜涉险阻以济之。其止也，当矫之以奋发。其巽也，当矫之以刚果，是往有事也。治之之道，必先甲三日以更始，后甲三日以图终，则拨乱反治，乱之终即治之始。终则有始，人事之挽回，即天运之循环，天行也。此言治蛊之事，医者参透此理，亦可以治蛊之病矣。要知人身中胃属艮卦，不欲其一向苟止。肝属巽卦，不欲其一向卑巽，利涉大川，元亨前大有经济。自新丁宁、涉川时，大费精神，能具此回天手段，而后无愧为上医。

---

〔1〕山风卦：《周易》里的一卦，由艮卦（卦形☶）与巽卦（卦形☴）合成，艮卦象是山，巽卦象是风，上艮下巽为蛊卦（䷑），艮代表土，巽为风为木，肝木克胃土而成蛊。

〔2〕指南车：古代用来指示南北方向的器械。这里喻为正确的指导方针。

〔3〕《易》中旨：《易经》中的意义。

〔4〕费居诸：意思是告诉读者，以上所读的《易经》卦旨，指导医理，要花时间去钻研。居诸，原为语助词，词出《诗经·邶风·日月》"日居月诸"。后借指光阴，唐代韩愈《符读书城南》诗："岂不旦夕念，为尔惜居诸。"

〔5〕隳（huī 灰）：毁坏。

暑症第十三

伤暑病，动静商。　　夏月伤暑分动静者，说本东垣。

动而得，热为殃。　　得于长途赤日，身热如焚，面垢体倦口渴，脉洪而弱。

六一散，白虎汤。　　六一散治一切暑症。白虎汤加人参者，以大汗不止，暑伤元气也；加苍术者，治身热足冷，以暑必挟湿也。

静而得，起贪凉。　　处于高厦深室，畏热贪凉，受阴暑之气。

恶寒象，热逾常，　　恶寒与伤寒同，而发热较伤寒倍盛。

心烦辨，切莫忘。　　虽同伤寒，而心烦以别之；且伤寒脉盛，伤暑脉虚。

香薷饮，有专长。　　香薷发汗利水，为暑症专药也。有谓夏月不可用香薷，则香薷将用于何时也？

大顺散，从症方[1]。　　此治暑天畏热贪凉成病，非治暑也。此舍时从症之方。

生脉散，久服康。　　此夏月常服之剂，非治病方也。

东垣法，防气伤。　　暑伤元气，药宜从补，东垣清暑益气汤颇超。

杂说起，道弗彰。　　以上诸家之臆说。而先圣之道，反为之晦，若行道人，不可不熟记之，以资顾问。

若精蕴，祖仲师。　　仲景《伤寒论》《金匮要略·痉湿暍》篇，字字皆精义奥蕴。

太阳病，旨在兹。　　仲师谓太阳中暍。太阳二字，大眼目也。因人俱认为热邪，故提出太阳二字以喝醒之。寒暑皆为外邪，中于阳而阳气盛，则

---

〔1〕从症方：是根据病症而处方用药，不要因大顺散中有干姜、肉桂而顾虑不符合夏令季节。

寒亦为热；中于阳而阳气虚，则暑亦为寒。若中于阴，无分寒暑，皆为阴症。如酷暑炎热，并无寒邪，反多阴症。总之，邪之中人，随人身之六气、阴阳、虚实而旋转变化。非必伤寒为阴，中暑为阳也。

经脉辨，标本岐。 师云：太阳暍发热者，病太阳而得标阳之气也。恶寒者，病太阳而得本寒之气也。身重而疼痛者，病太阳通体之经也。脉弦细芤迟者，病太阳通体之脉也。小便已洒洒然毛耸，手足逆冷者，病太阳本寒之气不得阳热之化也。小有劳身即热，口开，前板齿燥者，病太阳标阳之化不得阴液之滋也。此太阳中暍，标本经脉皆病。治当助其标本，益其经脉。若妄施汗下温针，则误矣。

临症辨，法外施。 愚按：借用麻杏石甘汤治中暑头痛汗出气喘口渴之外症，黄连阿胶鸡子黄汤治心烦不得卧之内症，至柴胡、栀子、承气等汤，俱可取用。师云：渴者与猪苓汤。又云：瘀热在里用麻连翘豆汤，育阴利湿，俱从小便而出。此法外之法，神而明之，存乎其人焉。

方两出，大神奇。 暑之中人，随人之阴阳、虚实为旋转变化。如阳脏多火，暑即寓于火之中，为汗出而烦渴，师有白虎加人参之法。如阴脏多湿，暑即伏于湿之内，为身热、疼重、脉微弱，师以夏月伤冷水，水行皮肤所致，指暑病以湿为病，治以一物瓜蒂汤，令水去而湿无所依，而亦解也。

泄泻第十四

湿气胜，五泻成[1]。　　书云：湿成五泄。

胃苓散，厥功宏。　　胃苓散暖脾、平胃、利水，为泄泻之要方。

湿而冷，萸附行。　　胃苓散加吴茱萸、附子之类，腹痛加木香。

湿有热，连芩程。　　胃苓散加黄芩、黄连，热甚去桂枝加葛根。

湿挟积，曲楂迎。　　食积加山楂、神曲，酒积加葛根。

虚兼湿，参附苓。　　胃苓散加人参、附子之类。

脾肾泻，近天明。　　五鼓以后泻者，肾虚也；泻有定时者，土主信，脾虚也；故名脾肾泻。

四神服，勿纷更。　　四神丸加白术、人参、干姜、附子、茯苓、罂粟壳之类为丸，久服方效。

恒法外[2]，**《内经》精**[3]。　　照此法治而不愈者，宜求之《内经》。

肠脏说，得其情。　　肠热脏寒，肠寒脏热。《内经》精义，张石顽颇得其解。

泻心类，特丁宁[4]。　　诸泻心汤，张石顽俱借来治泻，与《内经》之旨颇合。详载《医学从众录》。

〔1〕五泻：亦称五泄，有两种解释。一指《难经·五十七难》记载，有胃泄、脾泄、大肠泄、小肠泄与大瘕泄。一指《金匮钩玄》记载的飧泄、溏泄、鹜泄、濡泄、滑泄。

〔2〕恒法：一般常用的方法。

〔3〕《内经》精：《内经》上说，"肠中热，则出黄汗如糜，脐以下皮寒；肠中寒，肠鸣飧泄"。关于肠脏寒热，应探求《内经》的精义。

〔4〕丁宁：同"叮咛"。

眩晕第十五

眩晕症，皆属肝。 《内经》云：诸风掉眩，皆属于肝。

肝风木，相火干。 厥阴为风木之脏，厥阴风木为少阳相火所居。

风火动，两动搏。 风与火皆属阳而主动，两动相搏，则为旋转。

头旋转，眼纷繁。 此二句写眩晕之象也。

虚痰火，各纷观。 仲景主痰饮。丹溪宗河间之说，谓无痰不眩，无火不晕。《内经》云：精虚则眩。又云：肾虚则头重高摇，髓海不足，则脑转耳鸣。诸说不同如此。

究其旨，总一般。 究其殊途同归之旨，木动则风生，风生而火发，故河间以风火立论也。风生必挟木势而克土，土病则聚液而成痰，故仲景以痰饮立论、丹溪以痰火立论也。究之肾为肝母，肾主藏精，精虚则脑空，脑空则旋转而耳鸣。故《内经》以精虚及髓海不足立论也。言虚者言其病根，言实者言其病象，其实一以贯之也。

痰火亢，大黄安。 寸脉滑，按之益坚者，为上实。丹溪用大黄一味，酒炒三遍为末，茶调下一二钱。

上虚甚，鹿茸餐。 寸脉大，按之即散者，为上虚，宜鹿茸酒。鹿茸生于头，取其以类相从，且入督脉而通于脑。每用半两，酒煎去滓，入麝香少许服。或用补中益气汤及芪术膏之类。此症如钩藤、天麻、菊花之类俱可为使。

欲下取，求其端。 端，头也，谓寻到源头也。欲荣其上，必灌其根，古人有上病下取法。

左归饮，正元丹。 左归饮加肉苁蓉、川芎、细辛甚效，正元丹亦妙。

呕哕吐第十六 呃逆附

呕吐哕[1]**，皆属胃。**　呕字从沤，沤者水也，口中出水而无食也。吐字从土，土者食也，口中吐食而无水也。呕吐者，水与食并出也。哕者，口中有秽味也，又谓之干呕，口中有秽味，未有不干呕也。呃逆者，气冲有声，声短而频也。其病皆属于胃。

二陈加，时医贵。　二陈汤倍生姜，安胃降逆药也。寒加丁香、砂仁；若热，加黄连、鲜竹茹、石斛之类。

《玉函经》[2]**，难仿佛。**　寒热攻补，一定不移。

小柴胡，少阳谓。　寒热往来而呕者，属少阳也。

吴茱萸，平酸味。　吴茱萸汤治阳明食谷欲呕者，又治少阴症吐利、手足逆冷、烦躁欲死者，又治干呕吐涎沫者。此症呕吐，多有酸味。

食已吐，胃热沸。　食已即吐，其人胃素有热，食复入，两热相冲，不得停留。

黄草汤，下其气。　大黄甘草汤治食已即吐。《金匮》云：欲吐者，不可下之。又云：食已即吐者，大黄甘草汤下之。何也？曰：病在上而欲吐，宜因而越之。若逆之使下，则必愦乱益甚。若既吐矣，吐而不已，是有升无降，当逆折之。

食不入，火堪畏。　王太仆云：食不得入，是有火也。

黄连汤，为经纬[3]**。**　喻嘉言用进退黄连汤，柯韵伯用干姜黄连黄

---

[1] 呕吐哕（yuě）：有声有物为呕，有物无声为吐，有声无物为哕。呃逆是气上冲有声，声短而连续发作。

[2] 《玉函经》：指《金匮玉函经》，是张仲景所著的《伤寒杂病论》古传本之一，八卷。经北宋校正医书局校定，内容与宋本《伤寒论》基本相同，但体例编次有所不同。

[3] 经纬：意喻治疗合乎规格。

芩人参汤，推之泻心汤亦可借用。以此数汤为经纬。

若呃逆，代赭汇。 代赭旋覆汤治噫气，即治呃逆。若久病呃逆，为胃气将绝，用人参一两，干姜、附子各三钱，丁香、柿蒂各一钱，可救十中之一。

癫狂痫第十七

重阳狂，重阴癫。　　《内经》云：重阳者狂，重阴者癫。

静阴象，动阳宣。　　癫者笑哭无时，语言无序，其人常静。狂者詈骂不避亲疏，其人常动。

狂多实，痰宜蠲。　　蠲除顽痰，滚痰丸加乌梅、朱砂治之，生铁落饮、当归承气汤亦妙。

癫虚发，石补天。　　磁朱丸是炼石补天手法。骆氏《内经拾遗》用温胆汤。

忽搐搦[1]**，痫病然。**　　手足抽掣，猝倒无知，忽作忽止，病有间断，故名曰痫。

五畜状，吐痰涎，　　肺如犬吠，肝如羊嘶，心如马鸣，脾如牛吼，肾如猪叫，每发必口角流涎。

有生病，历岁年。　　由母腹中受惊，积久失调，一触而发。病起于有生之初，非年来之新病也。《内经拾遗》用温胆汤，柯韵伯用磁朱丸。

火气亢，芦荟平。　　火气亢，必以大苦大寒之剂以降之，宜当归芦荟丸。

痰积痼[2]**，丹矾穿。**　　丹矾丸能穿入心胞络，导其痰涎从大便而出，然不如磁朱丸之妥当。

三症本，厥阴愆[3]**。**　　以上治法，时医习用而不效者，未知其本在厥阴也。厥阴属风木，与少阳相火同居。厥阴之气逆，则诸气皆逆。气逆则火发，火发则风生。风生则挟木势而害土，土病则聚液而成痰。痰成必归迸入心，为以上诸症。

---

〔1〕搐搦（chù nuò 畜懦）：手足肌肉不自主地收缩颤动。

〔2〕痼（gù 顾）：指顽固积久难治的病。

〔3〕愆（qiān 谦）：指病的原因。

体用变，标本迁。　　其本阴，其体热。

伏所主，所因先。　　伏其所主，先其所因。

收散互，逆从连。　　或收或散，或逆或从，随所利而行之。

和中气，妙转旋。　　调其中气，使之和平。

自"伏所主"至此，其小注俱《内经》本文。转旋，言心手灵活也。其要旨在"调其中气"二句。中气者，土气也。治肝不应，当取阳明，制其侮也。

悟到此，治立痊。　　症虽可治，而任之不专，亦无如之何矣。

五淋癃闭赤白浊遗精第十八

五淋病[1]，**皆热结。** 淋者，小便痛涩淋沥，欲去不去，欲止不止是也。皆热气结于膀胱。

膏石劳，气与血。 石淋下如沙石，膏淋下如膏脂，劳淋从劳力而得，气淋气滞不通、脐下闷痛，血淋瘀血停蓄、茎中割痛。

五淋汤，是秘诀。 石淋以此汤煎送发灰、滑石、石首鱼头内石研末。膏淋合草薢分清饮。气淋加荆芥、香附、生麦芽；不愈，再加升麻或用吐法。劳淋合补中益气汤。血淋加牛膝、郁金、桃仁，入麝香少许温服。

败精淋，加味啜。 过服金石药，与老人阳已痿，思色以降其精，以致内败而为淋，宜前汤加草薢、石菖蒲、菟丝子以导之。

外冷淋，肾气咽。 五淋之外，又有冷淋。其症外候恶冷，喜饮热汤，宜加味肾气丸以盐汤咽下。

点滴无，名癃闭[2]**。** 小便点滴不通，与五淋之短缩不同。

气道调，江河决。 前汤加化气之药，或吞滋肾丸多效。《孟子》云：若决江河，沛然莫之能御也。引来喻小便之多也。

上窍通，下窍泄。 如滴水之器，闭其上而倒悬之，点滴不能下也。

---

〔1〕五淋病：膏淋，小便中有白色软块状物，糖尿病人后期多见；石淋，小便中夹砂石状物，多见于泌尿系结石病，尿时有剧痛；劳淋，小便涩痛，淋沥不已，时愈时止，劳累过多，或蛋白质、脂肪摄入过多，吸收不良所致；气淋，气滞不通，或老人气虚，常有余沥不尽、小腹膨满胀气，或膀胱收缩无力，括约肌松弛；血淋，瘀血停蓄，泌尿系有感染或创伤及器质性病变，尿时有剧痛。

〔2〕癃（lóng 龙）闭：《素问·宣明五气》篇"膀胱不利为癃"。"癃"，即小便淋沥点滴而出，"闭"，则小便点滴全无，统称"癃闭"。一般可分虚实两类。由湿热下注或瘀血、结石所致者，多属实证；因肾阳不足，气化无权，或肾阴亏损、津液内耗者，多属虚证。癃闭包括膀胱、尿道器质性或功能性病变所致的排尿困难和尿潴留，或由各种原因引起肾功能不全或衰竭而致的排尿量极度减少等。一般认为癃为久病，闭有暴病也有少数系久病。

去其上闭，而水自通。宜服补中益气汤，再服以手探吐。

外窍开，水源凿。 又法：启其外窍，即以开其内窍。麻黄力猛，能通阳气于至阴之地下；肺气主皮毛，配杏仁以降气下达州都，导水必自高原之义也。以前饮加此二味甚效。夏月不敢用麻黄，以苏叶、防风、杏仁等分，水煎服，温覆微汗，水即利矣。虚人以人参、麻黄各一两，水煎服，神效。

分利多，医便错。 愈利愈闭矣。

浊又殊，窍道别。 淋出溺窍，浊出精窍。

前饮投，精愈涸[1]。 水愈利而肾愈虚矣。

肾套谈，理脾恪[2]。 治浊只用肾家套药，不效。盖以脾主土，土病湿热下注，则小水浑浊。湿胜于热则为白浊，热胜于湿则为赤浊，湿热去则浊者清矣。

分清饮，佐黄蘗； 萆薢分清饮加苍术、白术，再加黄蘗苦以燥湿，寒以除热。

心肾方，随补缀。 六八味汤丸加龙、牡，肾药也。四君子汤加远志，心药也。心肾之药与前饮间服。

若遗精，另有设： 与浊病又殊。

有梦遗，龙胆折； 有梦而遗，相火旺也。余每以龙胆泻肝汤送下五倍子丸二钱，多效。张石顽云：肝热则火淫于内，魂不内守，故多淫梦失精。又云：多是阴虚阳扰，其作必在黎明阳气发动之时，可以悟矣。妙香散甚佳。

无梦遗，十全设。 无梦而遗，是气虚不能摄精，宜十全大补汤加龙骨、牡蛎、莲须、五味子、黄柏为丸常服。

坎离交[3]**，亦不切。** 时医遇此症，便云心肾不交，用茯神、远志、莲子、枣仁之类，未中病情，皆不切之套方也。

---

〔1〕涸（hé 曷）：干、竭。

〔2〕恪（kè 客）：谨慎恪遵的意思。

〔3〕坎离交：坎、离是《周易》二卦；坎卦（☵）属水，代表肾；离卦（☲）属火，代表心。"坎离交"即水火既济而心肾交通。

疝气第十九

疝任病，归厥阴。　　《经》云：任脉为病，外结七疝，女子带下瘕聚。丹溪专治厥阴者，以肝主筋，又主痛也。

寒筋水，气血寻。　　寒疝、水疝、筋疝、气疝、血疝。

狐出入，癞顽麻。　　狐疝：卧则入腹，立则出腹。癞疝：大如升斗，顽麻不痛。

专治气，景岳箴。　　景岳云：疝而曰气者，病在气也。寒有寒气，热有热气，湿有湿气，逆有逆气，俱当兼用气药也。

五苓散，加减斟。　　《别录》以此方加川楝子、木通、橘核、木香，通治诸疝。

茴香料，著医林。　　三层茴香丸治久疝，虽三十年之久，大如栲栳，皆可消散。

痛不已，须洗淋[1]。　　阴肿核中痛，《千金翼》用雄黄一两、矾石二两、甘草一尺，水一斗，煮二升洗之，如神。

---

〔1〕须洗淋：见《千金翼洗方》，外洗阴囊。

痰饮第二十

痰饮源，水气作。 水气上逆，得阳煎熬则稠而成痰，得阴凝聚则稀而成饮。然水归于肾，而受制于脾，治者必以脾肾为主。

燥湿分[1]，治痰略[2]。 方书支离不可听。只以燥湿为辨，燥痰宜润肺，湿痰宜温脾，握要之法也。宜参之《虚痨》《咳嗽》等篇。或老痰宜王节斋化痰丸，实痰怪症宜滚痰丸之类。

四饮名，宜斟酌。 《金匮》云：其人素盛今瘦，水走肠间，沥沥有声，谓之痰饮。注：即今之久咳痰喘是也。饮后水流在胁下，咳唾引痛，谓之悬饮。注：即今之停饮胁痛症也。饮水流行，归于四肢，当汗出而不汗出，身体疼重，谓之溢饮。注：即今之风水水肿症也。咳逆倚息，气短不得卧，其形如肿，谓之支饮。注：今之停饮喘满不得卧症也。又支饮，偏而不中正也。

参五脏，细量度。 四饮犹未尽饮邪之为病也，凡五脏有偏虚之处，而饮留之。言脏不及腑者，腑属阳，在腑则行矣。《金匮》曰：水在心，心下坚筑短气，恶水不欲饮；水在肺，吐涎沫，欲饮水；水在脾，少气身重；水在肝，胁下支满，嚏而痛；水在肾，心下悸。

补和攻，视强弱。 宜补，宜攻，宜和，视乎病情，亦视乎人之本体强弱而施治也。

十六方，各凿凿[3]。 苓桂术甘汤、肾气丸、甘遂半夏汤、十枣汤、大青龙汤、小青龙汤、木防己汤、木防己加茯苓芒硝汤、泽泻汤、厚朴大黄汤、葶苈大枣泻肺汤、小半夏汤、己椒葶苈丸、小半夏加茯苓汤、五苓散、《外台》茯苓饮。

---

〔1〕燥湿分：燥痰稠黏而色黄，不易咯出；湿痰清稀而色白，易咯出。
〔2〕治痰略：治痰的要略。
〔3〕各凿凿：指各有确实的功效。

温药和，博返约[1]。　　　《金匮》云：病痰饮者，当以温药和之。忽揭出"温药和之"四字，即金针之度也。盖痰饮，水病也。水归于肾，而受制于脾；欲水由地中行而归其壑者，非用温药以化气不可也；欲水不泛溢而筑以堤防者，非用温药以补脾不可也。如苓桂术甘汤、肾气丸、小半夏汤、五苓散之类，皆温药也。即如十枣汤之十枚大枣，甘遂半夏汤之半升白蜜，木防己汤之参、桂，葶苈汤之大枣，亦寓温和之意。至于攻下之法，不过一时之权宜，而始终不可离温药之旨也。

阴霾除，阳光灼。　　　饮为阴邪，必使离照当空，而群阴方能退散。余每用参苓术附加生姜汁之类取效。

滋润流，时医错。　　　方中若杂以地黄、麦冬、五味附和其阴，则阴霾冲逆肆空，饮邪滔天莫救矣，即肾气丸亦宜慎用。

真武汤，水归壑。　　　方中以茯苓之淡以导之，白术之燥以制之，生姜之辛以行之，白芍之苦以泄之，得附子本经之药，领之以归其壑。

白散方，窥秘钥。　　　《三因》白散之妙，喻嘉言解之甚详。见于《医门法律·中风门》。

---

〔1〕博返约：由广博繁杂返回到精简扼要。

消渴第二十一

消渴症，津液干。 　　口渴不止为上消，治以人参白虎汤。食入即饥为中消，治以调胃承气汤。饮一溲一小便如膏为下消，治以肾气丸。其实皆津液干之病也，赵养葵变其治法。

七味饮，一服安。 　　赵养葵云：治消症无分上、中、下，但见大渴、大燥，须六味丸料一斤、肉桂一两、五味子一两，水煎六七碗，恣意冷饮之，睡熟而渴如失矣。白虎、承气汤皆非所治也。

《金匮》法，别三般。 　　能食而渴者，重在二阳论治。以手太阳主津液，足太阳主血也。饮一溲一者，重在少阴论治。以肾气虚不能收摄，则水直下趋，肾气虚不能蒸动，则水不能上济也。不能食而气冲者，重在厥阴论治。以一身中唯肝火最横，燔灼无忌，耗伤津液，而为消渴也。《金匮》论消渴，开口即揭此旨，以补《内经》之未及，不必疑其错简也。

二阳病，治多端。 　　劳伤荣卫，渐郁而为热者，炙甘草汤可用，喻嘉言清燥汤即此汤变甘温为甘寒之用也。热气蒸胸者，人参白虎汤可用，《金匮》麦门冬汤即此汤变甘寒而为甘平之用也。消谷大坚者，麻仁丸加甘草、人参、当归可用，妙在滋液之中攻其坚也。盖坚则不能消水，如以水投石，水去而石自若也。消症属火，内郁之火本足以消水，所饮之水本足以济渴。只缘胃中坚燥，全不受水之浸润，转从火热之势急走膀胱，故小便愈数而愈坚，愈坚而愈消矣。此论本喻嘉言，最精。

少阴病，肾气寒。 　　饮水多小便少名上消，食谷多而大便坚名食消，亦名中消，上中二消属热。唯下消症饮一溲一，中无火化，可知肾气之寒也，故用肾气丸。

厥阴症，乌梅丸。 　　方中甘、辛、苦、酸并用。甘以缓之，所以遂肝之志也；辛以散之，所以悦肝之神也；苦以降之，则逆上之火顺而下行矣；酸以收之，以还其曲直作酸之本性，则率性而行所无事矣。故此丸为厥阴症之总剂。治此症除此丸外，皆不用苦药，恐苦从火化也。

变通妙，燥热餐。 有脾不能为胃行其津液，肺不能通调水道而为消渴者，人但知以清润治之，而不知脾喜燥而肺恶寒。试观泄泻者必渴，此因水津不能上输而惟下泄故尔。以燥脾之药治之，水液上升即不渴矣。余每用理中丸汤倍白术加栝蒌根，神效。

伤寒瘟疫第二十二

伤寒病，极变迁。　　太阳主一身之表，司寒水之经。凡病自外来者，皆谓伤寒，非寒热之变也。变迁者，或三阳，或三阴，或寒化，或热化，及转属、合并之异。

六经法，有真传。　　太阳寒水，其经主表，编中备发汗诸法。阳明燥经，其经主里，编中备攻里诸法。少阳相火，其经居表里之界，所谓阳枢也，编中备和解诸法。太阴湿土，纯阴而主寒，编中备温补诸法。少阴君火，标本寒热不同，所谓阴枢也，编中寒热二法并立。厥阴风木，木中有火而主热，编中备清火诸法。虽太阳亦有里症，阳明亦有表症，太阴亦有热症，厥阴亦有寒症，而提纲却不在此也。

头项病，太阳编。　　三阳俱主表，而太阳为表中之表也。论以头痛、项强、发热、恶寒为提纲，有汗宜桂枝汤，无汗宜麻黄汤。

胃家实，阳明编。　　阳明为表中之里，主里实症，宜三承气汤。论以胃家实为提纲。又鼻干、目痛、不眠为经病。若恶寒、头痛，为未离太阳。审其有汗、无汗，用桂枝、麻黄法。无头痛、恶寒，但见壮热、自汗、口渴，为已离太阳，宜白虎汤。仲景提纲不以此者，凡解表诸法求之太阳，攻里诸法求之阳明，立法之严也。

眩苦呕[1]，少阳编。　　少阳居太阳阳明之界，谓之阳枢，寒热相杂。若寒热往来于外，为胸胁满烦，宜大小柴胡汤。若寒热互搏于中，呕吐腹痛，宜黄连汤。痞满呕逆，宜半夏泻心汤。拒格食不入，宜干姜黄连人参汤。若邪全入于胆府，下攻于脾为自利，宜黄芩汤。上逆于胃，利又兼呕，宜黄芩加半夏生姜汤。论以口苦、咽干、目眩为提纲。

吐利痛[2]，太阴编。　　太阴湿土，为纯阴之脏，从寒化者多，从热

---

〔1〕眩苦呕：目眩、口苦、呕吐等少阳病的特征。

〔2〕吐利痛：吐食、腹泻、腹满时痛，为太阴病的特征。

化者少，此经主寒症而言，宜理中汤、四逆汤为主，第原本为王叔和所乱耳。论以腹中满、吐食、自利不渴、手足自温、腹时痛为提纲。

但欲寐，少阴编。 少阴居太阴厥阴之界，谓之阴枢，有寒有热。论以脉微细，但欲寐为提纲。寒用麻黄附子细辛汤、麻黄附子甘草汤及白通汤、通脉四逆汤。热用猪苓汤、黄连鸡子黄汤及大承气汤诸法。

吐蛔渴，厥阴编。 厥阴，阴之尽也。阴尽阳生，且属风木，木中有火，主热症而言。论以消渴、气上冲心、心中疼热、饥不欲食、食则吐蛔、下之利不止为提纲，乌梅丸主之。自利下重饮水者，白头翁汤主之。凡一切宜发表法，备之太阳。一切宜攻里法，备之阳明。一切宜和解法，备之少阳。一切宜温补法，备之太阴。一切宜寒凉法，备之厥阴。一切寒热兼用法，备之少阴。此仲景《伤寒论》之六经与《内经·热病论》之六经不同也。

长沙论，叹高坚。 仰之弥高，钻之弥坚。

存津液，是真诠[1]。 存津液是全书宗旨，善读书者，读于无字处，如桂枝汤以解肌养液也；即麻黄汤直入皮毛，不加姜之辛热，枣之甘壅，从外治外，不伤营气，亦养液也；承气汤急下之，不使邪火灼阴，亦养液也；即麻黄附子细辛汤用附子以固少阴之根，令津液内守，不随汗涣，亦养液也；麻黄附子甘草汤以甘草易细辛，缓麻黄于中焦，取水谷之津而为汗，毫不伤阴，更养液也；推之理中汤、五苓散，必啜粥饮。小柴胡汤、吴茱萸汤皆用人参，何一而非养液之法乎？

汗吐下，温清悬。 在表宜汗，在胸膈宜吐，在里宜下。寒者温之，热者清之。

补贵当[2]，方而圆[3]。 虚则补之，合上为六法。曰方而圆者，言一部《伤寒论》全是活法。

规矩废，甚于今。 自王叔和而后，注家多误。然亦是非参半，今

---

〔1〕真诠：真实有效的临证经验。亦作真理解。

〔2〕补贵当：补法要用得恰当。

〔3〕方而圆：意思是既有一定的规律，又可临证灵活运用。

则不知《伤寒论》为何物，规矩尽废矣。

二陈尚，九味寻。 人皆曰二陈汤为发汗平稳之剂，而不知茯苓之渗、半夏之涩，皆能留邪生热，变成谵语、不便等症。人皆曰九味羌活汤视麻桂二汤较妥，而不知太阳病重，须防侵入少阴。此方中有芩地之苦寒，服之不汗，恐苦寒陷入少阴，变成脉沉细但欲寐之症；服之得汗，恐苦寒戕伐肾阳，阳虚不能内固，变成遂漏不止之症。时医喜用此方，其亦知此方之流弊，害人匪浅也。

香苏外，平胃临。 香苏饮力量太薄，不能驱邪尽出，恐余邪之传变多端。平胃散为燥湿消导之剂，仲景从无燥药发汗之法。且外邪未去，更无先攻其内法。

汗源涸，耗真阴。 阴者，阳之家也。桂枝汤之芍药及啜粥，俱是滋阴以救汗源。麻黄汤之用甘草与不啜粥，亦是保阴以救汗源，景岳误认其旨，每用归、地，贻害不少。

邪传变，病日深。 治之得法，无不即愈，若逆症、坏症、过经不愈之症，皆误治所致也。

目击者，实痛心。 人之死于病者少，死于药者多。今行道人先学利口，以此药杀人，即以此药得名，是可慨也。

医医法[1]，脑后针。 闻前辈云：医人先当医医。以一医而治千万人，不过千万人计耳。救一医便救千万人，救千万医便救天下后世无量恒河沙数人耳[2]。余所以于医者脑后痛下一针。

若瘟疫，治相侔[3]。 四时不正之气及方土异气、病人秽气，感而成病，则为瘟疫。虽有从经络入、从口鼻入之分，而见证亦以六经为据，与伤寒同。

通圣散，两解求。 仲师于太阳条，独挈出发热不恶寒而渴为温病，

---

〔1〕医医法：即教育医务工作者，从专业知识到思想意识、品质道德，都应严格要求。

〔2〕恒河沙数人：形容人数之多如恒河之沙粒，数不胜数。

〔3〕相侔（móu 牟）：相同。

是遵《内经》人伤于寒，则为热病；冬伤于寒，春必病温；先夏至日为病温，后夏至日为病暑之三说也。初时用麻杏石甘汤，在经用白虎加人参汤，入里用承气汤及阳明之茵陈蒿汤，少阴之黄连阿胶汤、猪苓汤，厥阴之白头翁汤等，皆其要药，究与瘟疫之病不同也。瘟疫之病，皆新感乖戾之气而发，初起若恶寒者，邪从经络入，用人参败毒散为匡正托邪法。初起若兼胸满口吐黄涎者，邪从口鼻入，用藿香正气散为辛香解秽法。唯防风通圣散面面周到，即初起未必内实，而方中之硝黄，别有妙用，从无陷邪之害。若读仲师书死于句下者，闻之无不咋舌，而不知其有利无弊也。

六法备，汗为尤。　　汗、吐、下、温、清、补，为治伤寒之六法。六法中唯取汗为要，以瘟疫得汗则生，不得汗则死。汗期以七日为准。如七日无汗，再俟七日以汗之。又参论中圣法，以吐之、下之、温之、清之、补之，皆所以求其汗也。详于《时方妙用》中。

达原饮，昧其由。　　吴又可谓病在膜原，以达原饮为方，倡异说以欺人，实昧其病由也。

司命者，勿逐流。　　医为人之司命，熟读仲圣书而兼临症之多者，自有定识，切不可随波逐流。

妇人经产杂病第二十三

妇人病，四物良。 与男子同，唯经前产后异耳。《济阴纲目》以四物汤加香附、炙草为主，凡经前产后，俱以此出入加减。

月信准，体自康。 经水一月一至，不愆其期，故名月信。经调则体自康。

渐早至，药宜凉。 血海有热也，宜加味四物汤加续断、地榆、黄芩、黄连之类。

渐迟至，重桂姜。 血海有寒也，宜加味四物汤加干姜、肉桂之类，甚加附子。

错杂至，气血伤。 经来或早或迟不一者，气血虚而经乱也。宜前汤加人参、白术、黄芪之类。

归脾法，主二阳。 《内经》云：二阳之病发心脾，有不得隐曲，为女子不月，宜归脾汤。

兼郁结，逍遥长。 郁气伤肝，思虑伤脾，宜加味逍遥散。

种玉者，即此详。 种子必调经，以归脾汤治其源，以逍遥散治其流，并以上诸法皆妙，不必他求。唯妇人体肥厚者，恐子宫脂满，另用二陈汤加川芎、香附为丸。

经闭塞，禁地黄。 闭塞脉实，小腹胀痛，与二阳病为女子不月者不同。虽四物汤为妇科所不禁，而经闭及积瘀实症，宜去地黄之濡滞，恐其护蓄，血不行也。加醋炒大黄二钱、桂一钱、桃仁二钱，服五六剂。

孕三月，六君尝。 得孕三月之内，多有呕吐、不食，名恶阻，宜六君子汤。俗疑半夏碍胎，而不知仲师惯用之妙品也。高鼓峰云：半夏合参术为安胎、止呕、进食之上药。

安胎法，寒热商。 四物汤去川芎为主。热加黄芩、白术、续断，寒加艾叶、阿胶、杜仲、白术。大抵胎气不安，虚寒者多。庸医以胎火二字惑人，误人无算。

难产者，保生方。 横生倒产、浆水太早、交骨不开等症，宜保生无忧散。

开交骨，归芎乡。 交骨不开，阴虚故也，宜加味芎归汤。

血大下，补血汤。 胎，犹舟也；血，犹水也。水满则舟浮。血下太早，则干涸而胎阻矣。宜当归补血汤加附子三钱。欲气旺则血可速生，且欲气旺而推送有力，加附子者取其性急，加酒所以速芪、归之用也。保生无忧散治浆水未行，此方治浆水过多，加味归芎汤治交骨不开。三方鼎峙，不可不知。

脚小指，艾火炀[1]。 张文仲治妇人横产手先出，诸般符药不效，以艾火如小麦大，灸产妇右脚小趾头尖，下火立产。

胎衣阻，失笑匡[2]。 胎衣不下，宜以醋汤送失笑散三钱，即下。

产后病，生化将。 时医相传云：生化汤加减，治产后百病。若非由于停瘀而误用之，则外邪反入于血室，中气反因以受伤，危症蜂起矣。慎之，慎之！

合诸说，俱平常。 以上相沿之套法，轻病可愈，治重病则不效。

资顾问，亦勿忘。 商治时不与众医谈到此法，反为其所笑。

精而密，长沙室。 《金匮要略》第二十卷、第二十一卷、第二十二卷，义精而法密。

妊娠篇，丸散七。 《妊娠篇》凡十方：丸散居七，汤居三。盖以汤者，荡也。妊娠以安胎为主，攻补俱不宜骤，故缓以图之，即此是法。

桂枝汤，列第一。 此汤表症得之为解肌和营卫，内症得之为化气调阴阳，今人只知为伤寒药方。此于《妊娠篇》列为第一方，以喝醒千百庸医之梦，亦即是法。师云：妇人得平脉，阴脉小弱，其人渴不能食，无寒热，名妊娠，桂枝汤主之。注：阴搏阳别为有子，今反云阴脉弱小，是孕只两月，

[1]炀（yáng 羊）：即灸。
[2]匡：纠正、救治。

蚀下焦之气，不能作盛势也，过此则不然。妊娠初得，上下本无病，因子室有凝，气溢上下，故但以芍药一味固其阴气，使不得上溢。以桂、姜、甘、枣扶上焦之阳，而和其胃气，但令上焦之阳气充，能御相侵之阴气足矣。未尝治病，正所以治病也。

附半姜，功超轶[1]。　　时医以半夏、附子坠胎不用。干姜亦疑其热而罕用之，而不知附子补命门之火以保胎，半夏和胃气以安胎，干姜暖土脏使胎易长。俗子不知。

内十方，皆法律。　　桂枝汤治妊娠，附子汤治腹痛少腹如扇，茯苓桂枝丸治三月余漏下、动在脐上为癥痼，当归芍药散治怀妊腹中疠痛，干姜人参半夏丸治妊娠呕吐不止，当归贝母苦参丸治妊娠小便难，当归散妊娠常服，白术散妊娠养胎，方方超妙，用之如神。惟妊娠有水气、身重、小便不利、恶寒、起即头眩，用葵子茯苓散不能无疑。

产后篇，有神术。　　共九方。

小柴胡，首特笔。　　妊娠以桂枝汤为第一方，产后以小柴胡汤为第一方，新产妇人有三病：一者病痉，二者病郁冒，三者大便难。产妇郁冒，脉微弱，呕不能食，大便反坚，但头汗出者，以小柴胡汤主之。

竹叶汤，风痉疾。　　《金匮》云：产后中风、发热、面正赤、喘而头痛，竹叶汤主之。钱院使注云：中风之下，当有病痉者三字。按：庸医于此症，以生化汤加姜、桂、荆芥、益母草之类，杀人无算。

阳旦汤，功与匹。　　即桂枝汤增桂加附子，《活人》以桂枝汤加黄芩者误也。风乘火势，火借风威，灼筋而成痉，宜竹叶汤。若数日之久，恶寒症尚在，则为寒风，宜此汤。二汤为一热一寒之对子。师云：产后风续续数十日不解，头微痛、恶寒、时时有热、心下闷、干呕，汗出虽久，阳旦证续在者，可与阳旦汤。

腹痛条，须详悉。　　此下八句，皆言腹痛不同，用方各异。

---

[1]轶（yì 邑）：超过，比一般的强。

羊肉汤，疛痛谧[1]。 　　疛痛者，痛之缓也，为虚症。

痛满烦，求枳实。 　　满烦不得卧，里实也，宜枳实芍药散。二味无奇，妙在以麦粥下之。

著脐痛，下瘀吉。 　　腹中有瘀血，著于脐下而痛，宜下瘀血汤。

痛而烦，里热窒。 　　小腹痛虽为停瘀，而不大便，日晡烦躁，谵语，非停瘀专症也。血因热裹而不行，非血自结于下，但攻其瘀而可愈也。《金匮》以大承气汤攻热。

攻凉施，毋固必。 　　攻有大承气汤，凉有竹皮大丸、白头翁加甘草阿胶汤。《金匮》云：病解能食，七八日更发热者，此为胃实，大承气汤主之。又云：妇人乳中虚，烦乱呕逆，安中益气，竹皮大丸主之。又云：产后下利虚极，白头翁加甘草阿胶汤主之。读此，则知丹溪产后以大补气血为主，余以末治之说，为大谬也。

杂病门，还熟读。 　　《金匮》云：妇人之病，以因虚、积冷、结气六字为纲，至末段谓千变万端，总出于阴阳虚实。而独以弦紧为言者，以经阻之始，大概属寒，气结则为弦，寒甚则为紧，以此为主，而参之兼脉可也。

二十方，效俱速。

随证详，难悉录。

唯温经，带下服。 　　十二症、九痛、七害、五伤、三痼，共三十六种。因经致病，统名曰带下，言病在带脉，非近时赤白带下之说也。温经汤治妇人年五十，前阴下血、暮发热、手掌烦热、腹痛、口干云云。其功实不止此也。

甘麦汤，脏躁服。 　　《金匮》云：妇人脏躁，悲伤欲哭，象如神灵所作，数欠伸，甘麦大枣汤主之。

药到咽，效可卜。 　　闽中诸医，因余用此数方奇效，每缮录于读本之后，亦医风之将转也。余日望之。

道中人，须造福。

---

〔1〕疛（xiǔ 朽）痛谧：指产后血亏，腹中绵绵作痛。谧，平安的意思。

小儿第二十四

小儿病，多伤寒。 喻嘉言曰：方书谓小儿八岁以前无伤寒，此胡言也。小儿不耐伤寒，初传太阳一经，早已身强、多汗、筋脉牵动、人事昏沉，势已极于本经，误药即死，无由见其传经，所以谓其无伤寒也。俗云惊风皆是。

稚阳体[1]**，邪易干。** 时医以稚阳为纯阳，生死关头，开手便错。

凡发热，太阳观。 太阳主身之表，小儿腠理未密，最易受邪。其症头痛、项强、发热、恶寒等，小儿不能自明，唯发热一扪可见。

热末已，变多端。 喻嘉言曰：以其头摇手动也，而立抽掣之名；以其卒口噤、脚挛急也，而立目斜、心乱、搐搦之名；以其脊强背反也，而立角弓反张之名；造出种种不通名目，谓为惊风。而用攻痰、镇惊、清热之药，投之立死矣。不知太阳之脉起于目内眦，上额，交巅，入脑，还出别下项，夹脊抵腰中，是以见上诸症。当时若以桂枝汤照法服之，则无余事矣。过此失治，则变为痓症，无汗用桂枝加葛根汤，有汗用桂枝加栝蒌根汤，此太阳而兼阳明之治也。抑或寒热往来、多呕，以桂枝汤合小柴胡汤或单用小柴胡汤，此太阳而兼少阳之治也。

太阳外，仔细看。 喻嘉言云：三日即愈为贵，若待经尽方解，必不能耐矣。然亦有耐得去而传他经者，亦有即时见他经之症者，宜细认之。

遵法治，危而安。 遵六经提纲之法而求之，详于《伤寒论》。

若吐泻，求太阴。 太阴病以吐食、自利、不渴、手足自温、腹时痛为提纲，以理中汤主之。

吐泻甚，变风淫[2]**。** 吐泻不止，则土虚而木邪乘之。《左传》云：风淫末疾。末，四肢之末也。即抽掣挛急之象。

---

〔1〕稚阳体：小儿体质幼弱，阳气不足，称为稚阳。
〔2〕变风淫：指吐泻不止，失水过多，引起四肢痉挛。

慢脾说，即此寻。 世谓慢脾风多死，而不知即太阴伤寒也。有初时即伤于太阴者，有渐次传入太阴者，有误用神曲、麦芽、山楂、萝卜子、枳壳、葶苈、大黄、栝蒌、胆南星等药陷入太阴者。既入太阴，其治同也。如吐泻后，冷汗不止，手足厥逆，理中汤加入附子，或通脉四逆汤、白通汤佐之，此太阴而兼少阴之治也。如吐泻手足厥冷，烦躁欲死，不吐食而吐涎沫，服理中汤不应，宜吴茱萸汤佐之，此太阴而兼厥阴之治也。若三阴热化之证，如太阴腹时痛时止，用桂枝加芍药汤。大便实而痛，用桂枝加大黄汤。少阴之咳而呕渴、心烦不得眠，宜猪苓汤。心中烦、不得卧，宜黄连阿胶汤。厥阴之消渴、气冲、吐蛔、下利，宜乌梅丸。下利后重、喜饮水，用白头翁汤等症亦间有之。熟《伤寒论》者自知，而提纲不在此也。

阴阳证，二太擒。 三阳独取太阳，三阴独取太阴，擒贼先擒王之手段也。太阳、阳明、少阳为三阳，太阴、少阴、厥阴为三阴。

千古秘，理蕴深。 喻嘉言通禅理，后得异人所授，独得千古之秘。胡卣臣曰：习幼科者，能虚心领会，便可免乎殃咎，若骇为异说，则造孽无极矣。

即痘疹，此传心。 痘为先天之毒，伏于命门，因感外邪而发。初起时用桂枝汤等，从太阳以化其气，气化则毒不留，自无一切郁热诸症，何用服连翘、紫草、牛蒡、生地、犀角、石膏、芩、连诸药，以致寒中变证乎？及报点已齐后，冀其浆满，易于结痂而愈，当求之太阴，用理中汤等补中宫土气，以为成浆脱痂之本，亦不赖保元汤及鹿茸、人乳、糯米、桂圆之力也。若用毒药取浆，先损中宫土气，浆何由成？误人不少！此古今痘书所未言，唯张隐庵《侣山堂类辩》微露其机于言外，殆重其道而不敢轻泄欤？疹症视痘症稍轻，亦须知此法。高士宗《医学真传》有桂枝汤加金银花、紫草法。

谁同志，度金针[1]！

---

〔1〕度金针：意指把优良的技术传授给别人。据古代传说，郑氏向织女乞巧，织女赠一金针。后人因此将度金针喻为传授技艺。

● 附敷药拔风害人说

《金匮》云：人得风气以生长。此一语最精，风即气也。人在风中而不见风，犹鱼在水中而不见水，鼻息出入，顷刻离风即死。但风静即为养人之和风，风动即为杀人之邪风。若大人之中风、小儿之惊风卒倒、抽掣、角弓反张、目上视、口流涎，皆风动之象，即气之乖也。医者宜化邪风为和风，即所以除邪气而匡正气。闽中市医，遇小儿诸病及惊痫危症，以蓖麻子、巴豆、南星、莱菔子、全蝎、大黄、急性子、皂角为末。加樟皮、冰片、麝香。以麻油或白蜜，或姜、葱汁调。敷于囟门以及胸中、脐中、足心，为拔风法。秘其方以射利，十敷十死。既死而仍不归怨之者，以为外敷之法，不妨姑试，俟未效而即去之，似不为害。而不知一敷之后，元气为其拔散，即揭去其药，而既散之气，永不能使之复聚矣。况囟门为元阳之会，胸中为宗气之宅，脐中为性命之根，足心为肾脉之本[1]，皆不可轻动。昔人以附子、海狗肾补药敷于脐中而蒸之，名医犹且戒其勿用，况大伤人之物乎？凡以保赤为心者，宜共攻此法。而又有惑于急惊、慢惊、食积之说，预用羌活、独活、防风、秦艽、前胡、赤芍、钓藤钩、荆芥、天麻、厚朴、神曲、山楂、苍术、胆星、葶苈子、萝卜子、贝母、牛黄、朱砂、天竺黄、枳壳、杏仁、石菖蒲、甘草，或合为一方，或分为二三方者，亦五十步笑百步耳。

---

〔1〕肾脉：指足少阴肾经，起于涌泉穴。

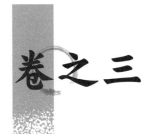

卷之三

中 风 方

小续命汤《千金》 中风总方。

麻黄去节根 人参 黄芩 川芎 白芍 炙草 杏仁 防己 桂枝 防风各一钱 附子五分，炮

加生姜三片，水二杯半，先煎麻黄至二杯，入诸药，煎八分服。

《古今录验》续命汤 治中风风痱，身体不能自收持，口不言，昏冒不知痛处。或拘急不能转侧。方出《金匮》附方。

麻黄 桂枝 当归 人参 石膏 干姜 甘草各三钱 川芎一钱五分 杏仁十三枚又一枚取三分之一

水三杯，煎一杯，温服。当小汗，薄覆脊凭几，汗出则愈。不汗更服，无所禁，勿当风。并治但伏不得卧，咳逆上气，面目浮肿。

三化汤 治热风中脏，大便不通。

大黄 羌活 枳壳各三钱

水二杯，煎八分服。

稀涎散 治中风口噤，并治单蛾、双蛾。

巴豆六枚，每枚分作两片 牙皂三钱，切 明矾一两

先将矾化开，却入二味搅匀，待矾枯为末，每用三分吹喉中。痰盛者灯心汤下五分，在喉即吐，在膈即下。

参附汤 元气暴脱，以此方急回其阳，可救十中一二。

人参一两　附子五钱

水二杯半，煎八分服。此汤治肾气脱。以人参换白术名术附汤,治脾气脱。换黄芪名芪附汤,治卫气脱。换当归名归附汤,治营气脱。

三生饮 治寒风中脏，四肢厥冷，痰涎上涌。

生乌头二钱　生南星二钱　生附子三钱　木香五分　生姜五片

水二杯，煎七分。薛氏用人参一两，煎汤半杯调服。

防风通圣散 治热风卒中，外而经络手足瘫痪，内而脏腑二便闭塞，用此两解之。较之三化汤较妥，亦为类中风实火治法。所用表药，火郁发之之义也；所用下药，釜下抽薪之义也。

防风　荆芥　连翘　麻黄　薄荷　川芎　当归　白芍　白术　山栀
大黄　芒硝各五分　黄芩　石膏　桔梗各一钱　甘草二钱　滑石三钱

水二杯，加生姜三片，煎八分服。自利去硝、黄。自汗去麻黄加桂枝。涎嗽加半夏、五味。

地黄饮子 治类中风肾虚火不归源，舌强不能言，足废不能行。类中风虚火治法。

熟地　远志　山茱肉　巴戟天　石斛　石菖蒲　五味子　肉苁蓉洗　肉桂　麦冬　附子　茯苓各三钱

加薄荷叶七叶，水二杯，煎八分服。此方法在轻煎，不令诸药之味尽出。其性厚重，以镇诸逆；其气味轻清，速走诸窍也。

补中益气汤 治劳役饥饱过度，致伤元气，气虚而风中之。此类中风气中虚证，更有七气上逆，亦名气中，宜越鞠丸之类。

炙芪二钱　人参　白术炒　当归各一钱　炙草　陈皮各五分　升麻　柴胡各三分

加生姜三片，大枣二枚，水二杯，煎八分服。

二陈汤 痰饮通剂。

陈皮一钱五分　半夏　茯苓各三钱　炙草一钱

加生姜三片，水三杯，煎七分服。加白术一钱，苍术二钱，竹沥四汤匙，生姜汁二汤匙，名加味二陈汤，治类中风痰中证。亦名湿中，以湿生痰也。加枳实、胆南星、竹茹，名涤痰汤。

加味六君子汤　治中风王道之剂。

方见《隔食》。

加麦冬三钱为君，附子一钱为使，再调入竹沥五钱，生姜汁二钱，以行经络之痰，久服自愈。

资寿解语汤喻嘉言　治中风脾缓，舌强不语，半身不遂，与地黄饮子同意。但彼重在肾，此重在脾。

防风　附子　天麻　枣仁各二钱　羚角　肉桂各八分　羌活　甘草各五分

水二杯，煎八分，入竹沥五钱，姜汁二钱五分服。

喻嘉言治肾气不荣于舌本，加枸杞、首乌、生地、菊花、天冬、石菖蒲、元参。

侯氏黑散《金匮》　治大风四肢烦重，心中恶寒不足者。《外台》治风癫。

菊花四两　白术　防风各一两　桔梗八钱　细辛　茯苓　牡蛎　人参　矾石　当归　川芎　干姜　桂枝各三钱　黄芩五钱

上十四味，杵为散，酒服方寸匕约有八分，余每用一钱五分，日二服，温酒调服。忌一切鱼肉、大蒜，宜常冷食，六十日止，热即下矣。

风引汤《金匮》　除热瘫痫，治大人风引，少小惊痫瘈疭，日数十发。

大黄　干姜　龙骨各一两　桂枝一两五钱　甘草　牡蛎各一两　寒水石　赤石脂　石膏　滑石　紫石英　白石脂各三两

上十二味，研末粗筛，用韦布盛之。取三指约六七钱，井花水一杯，煎七分，温服。按：干姜宜减半。

● 附录中风俗方杀人以示戒

俗传中风方　风症以攻痰为大戒，凡人将死之顷，皆痰声漉漉，不独中风一症，元阳无主，一身之津血俱化为痰，欲攻尽其痰，是欲攻尽其津血也。

故录此以为戒。

胆南星寒腻大伤胃气，且能引痰入于心包、肝、胆，以成痼病。制一二次者力尚轻，若九制则为害愈酷　枳壳耗散元气，痰盛得此，暂开少顷，旋而中气大伤，痰涎如涌　石菖蒲能开心窍，心窍开则痰涎直入其中，永无出路　半夏此药虽能降逆开结，但与胆星同用，未免助纣为虐　秦艽　羌活　钓钩藤　天麻　羚角　防风　以上六味虽风证所不忌，但无要药以主持之，亦徒成糟粕无用之物　天竺黄真者难得，然亦治火痰之标品　僵蚕虽祛风之正药，但力薄不足恃　牛黄虽为风痰之妙药，然与胆南星、石菖蒲、枳壳同用，则反引痰入于心窍，驱之弗出矣　竹沥以姜汁和之，虽能驱经络之痰，而与胆星等同用，不得中气之输布，反致寒中败胃之患　甘草虽为元老之才，但与诸药同用，小人道长，君子道消，亦无如之何矣

以上诸品，或作一方，或分作二三方。患者误服之，轻者致重，重者即死；即幸免于死，亦必变为痴呆及偏枯无用之人矣，戒之！

虚 痨 方

归脾汤 此方补养后天第一药。治食少、不眠、怔忡、吐血、下血、大便或溏或秘、妄梦健忘、七情所伤、遗精带浊，及女子不月等证。

炙芪三钱　人参　白术蒸　枣仁炒黑　当归身　龙眼肉　茯神各二钱　木香五分　炙草一钱　远志五分，去心

水三杯，煎八分，温服。高鼓峰去木香加白芍一钱五分，甚妙。咳嗽加麦冬二钱，五味七分。郁气加贝母二钱。脾虚发热加丹皮、栀子。

六味地黄丸 壮水之主，以制阳光。凡一切吐血、下血、咳嗽、不眠、骨蒸、遗精、淋浊，属于阴虚者，无不统治之。

熟地八两　山茱肉四两　怀山药四两　丹皮　茯苓　泽泻各三两

研末，炼蜜为丸，如桐子大，晒干。每服三钱，淡盐汤送下，一日两服。加五味子名都气丸。加麦冬名八仙长寿丸。治咳嗽。本方改两为钱，水煎服，名六味地黄汤。

八味地黄丸 益火之源，以消阴翳。治腰膝无力，饮食不进，肿胀疝瘕，阳痿遗精带浊，属于元阳虚者，无不统治之。

即六味丸加附子、肉桂各一两。本方去附子名七味丸，能引火归源。本方去附子加五味子名加减八味丸，治大渴不止。本方加牛膝、车前子，名《济生》肾气丸，俗名《金匮》肾气丸。治水肿喘促。本方减两为钱，水煎服，名八味汤。

小建中汤仲景 此方为治虚痨第一方，今人不讲久矣！凡痨证必有蒸热，此方有姜桂以扶心阳，犹太阳一出，则熠火无光，即退热法也。凡痨证必饮食日少，此方温脾，即进食法也。凡痨证必咳嗽，此方补土以生金，即治嗽法也。凡痨证多属肾虚，此方补脾以输精及肾，所谓精生于谷也。今人不能读仲景书，反敢侮谤圣法，徒知生脉、六味、八味、归脾、补中，及款冬、贝母、玉竹、百合、苏陈酱、地黄炭之类，互服至死，诚可痛恨！

生白芍三钱　桂枝一钱五分　炙草一钱

加生姜一钱五分，大枣二枚，水二杯，煎八分，入饴糖三钱五分烊服。加黄芪二钱名黄芪建中汤，治虚痨诸不足。饱闷者去大枣加茯苓二钱，气逆者加半夏一钱五分。此方人参、当归、白术，俱随宜加之。

炙甘草汤《金匮》　肺燥、肺痿、咽痛、脉代等证。

生地四钱　桂枝木一钱　阿胶一钱五分　炙草二钱　人参一钱　麦冬二钱五分　枣仁原方火麻仁，一钱五分

加生姜一钱，大枣二枚，水一杯，酒半杯，煎八分服。

清燥救肺汤喻嘉言　治燥气郁而成痿。

桑叶经霜者，去蒂，三钱　人参一钱　石膏二钱三分，研　杏仁去皮尖，一钱二分　甘草一钱二分　麦冬一钱　枇杷叶去毛，蜜炙，一钱三分　黑芝麻一钱五分，炒研

水二杯半，煎八分，热服。痰多加贝母三钱。或加梨汁半盏。

薯蓣丸《金匮》　治虚痨诸不足，风气百疾。

薯蓣三十分　当归　桂枝　神曲　干地黄　大豆黄卷各十分　甘草二十八分　人参　阿胶各七分　芎䓖　芍药　白术　麦冬　杏仁　防风各六分　柴胡　桔梗　茯苓各五分　干姜三分　白蔹二分　大枣百枚为膏

上二十一味，末之，炼蜜和丸如弹子大，空腹酒服一丸，一百丸为剂。分，去声。古以二钱半为一分。

大黄䗪虫丸《金匮》　治五劳虚极羸瘦，腹满不能饮食，食伤、忧伤、房室伤、饥伤、劳伤、经络荣卫伤，内有干血，肌肉甲错，目黯黑，缓中补虚。

大黄十分，蒸　黄芩二两　甘草三两　桃仁一升　杏仁一升　芍药四两　干漆二两　干地黄十两　虻虫一升　水蛭一百个　蛴螬一升　䗪虫半升

上十二味，末之，炼蜜丸如小豆大，酒服五丸，日三服。

愚按：以搜血之品，为补血之用，仿于《内经》四乌鲗骨一藘茹丸。张路玉以此丸药料及鲍鱼入绒毛鸡腹内，黄酒童便煮烂，汁干，将鸡去骨取肉，同诸药悬火上烘干为末，加炼蜜为丸。每服二钱，以黄酒送下，日三服。代䗪虫丸甚妥。

咳嗽诸方

六安煎景岳　治外感咳嗽。

半夏二钱　陈皮一钱五分　茯苓二钱　甘草一钱　杏仁二钱, 去皮尖　白芥子一钱, 炒研

加生姜七片, 水煎服。寒甚加细辛七分。愚每用, 必去白芥子加五味子、干姜、细辛。

小青龙汤　治一切咳嗽。方见《伤寒》。方中随寒热虚实加减。唯细辛、干姜、五味三药不去, 读《金匮》者自知。

加减小柴胡汤　治发热咳嗽。

柴胡四钱　半夏二钱　黄芩　炙草各一钱五分　干姜一钱　五味子八分

水二杯半, 煎一杯半, 去滓, 再煎八分, 温服, 一日二服。

五味子汤《千金》　治伤燥咳唾中有血, 牵引胸胁痛, 皮肤干枯。

五味子五分, 研　桔梗　甘草　紫菀茸　续断　竹茹　桑根皮各一钱　生地黄二钱　赤小豆一撮, 即赤豆之细者

上九味, 水煎空心服。《秘旨》加白蜜一匙。愚按: 赤豆易生扁豆五钱, 囫囵不研, 最能退热补肺, 但有寒热往来忌之。去续断、赤豆、地黄, 加葳蕤、门冬、干姜、细辛亦妙。

麦门冬汤《千金》　治大病后火热乘肺, 咳唾有血, 胸膈胀满, 上气羸瘦, 五心烦热, 渴而便秘。

麦门冬二钱, 去心　桔梗　桑根皮　半夏　生地黄　紫菀茸　竹茹各一钱　麻黄七分　甘草五分, 炙　五味子十粒, 研　生姜一片

上十一味, 水煎, 空心服。

疟 疾 方

小柴胡汤 一切疟病俱治。

方见《伤寒》。

痢症方

芍药汤 行血，则脓血自愈；调气，则后重自除。三日内俱可服。

白芍 当归各二钱半 黄连 黄芩各一钱二分 桂四分 槟榔一钱 木香六分 甘草四分 大黄一钱，虚人不用 厚朴一钱，炙 枳壳一钱 青皮五分

水二杯，煎八分，温服。小便不利加滑石、泽泻。滞涩难出，虚者倍归、芍，实者倍大黄。红痢加川芎、桃仁。

人参败毒散 喻嘉言最重此方，令微汗则阳气升，而陷者举矣。此法时医不讲，余每用此方加陈仓米四钱，或加黄芩、黄连，屡用屡效。

羌活 独活 前胡 柴胡 川芎 枳壳 茯苓 桔梗 人参以上各一钱 甘草一分

水二杯，加生姜三片，煎七分服。加仓米名仓廪汤，治噤口痢。

心腹痛胸痹方

乌梅丸 治虫痛。

方见《伤寒》。

苏合香丸 治注痛。

拙著《从众录》有方论。又鬼注不去，宜虎骨、鹿茸、羚羊角、龙骨各三钱。以羊肉汤煎，入麝香少许服。取腥膻之味，引浊阴之气从阴而泄，此喻嘉言《寓意草》法也。

香苏饮 治气痛。一切感冒俱佳。

香附二钱，制研　紫苏叶三钱　陈皮　甘草各一钱

加生姜五片，水二杯，煎八分服。心痛加元胡二钱，酒一盏。

七气汤亦名四七汤　治七情之气郁逆。

半夏　厚朴　茯苓各三钱　紫苏叶一钱

加生姜三片，水二杯，煎八分服。

百合汤 治心口痛诸药不效。亦属气痛。

百合一两　乌药三钱

水二杯，煎八分服。此方余自海坛得来。

失笑散 治一切血滞作痛如神。

五灵脂醋炒　蒲黄各一两

共研末，每服三钱，以醋汤送下，日二服。

桃仁承气汤 治心腹痛，大便不通，其人如狂，属死血。

桂枝二钱　桃仁十七枚，去皮尖　大黄四钱　芒硝七分　甘草七分

水二杯，煎八分，去滓，入硝二沸，温服。

丹参饮 治心胸诸痛神验，妇人更宜。亦属血痛。亦可通治诸痛。

丹参一两　白檀香要真者，极香的。切片　砂仁各一钱

水二杯，煎八分服。

妙香散

方见《遗精》。

平胃散　治一切饮食停滞。

苍术　厚朴炒　陈皮各二钱　甘草一钱

加生姜五片，水二杯，煎八分服。肉积加山楂。面积加麦芽、莱菔子。谷积加谷芽。酒积加葛根、砂仁。

二陈汤

方见《中风》。

十枣汤　治水饮作痛。峻剂，不可轻用。

大戟　芫花炒　甘遂各等分，研末

用大枣十枚，水二杯，煎七分，去滓，入药方寸匕约有七分服。次早当下未下，再一服。服后体虚，以稀粥调养。

理中汤　治冷痛。

方见《伤寒》。

吴茱萸汤仲景　治冷痛。通治食谷欲呕，头痛如破，烦躁欲死者，及大吐不已之症。

吴茱萸二钱五分，汤泡　人参一钱五分　大枣五枚　生姜三钱，切片

水二杯，煎八分，温服。

金铃子散　治心口痛及胁痛、腹痛，如神。属热者。

金铃子去核　元胡索各二两，研末

每服三钱，黄酒送下。

厚朴三物汤《金匮》　治心腹实痛，大便闭者。

厚朴四钱　大黄二钱　枳实一钱五分

水二杯，煎八分，温服。

厚朴七物汤《金匮》

即前方加　桂枝　甘草各一钱五分　生姜二钱五分　大枣五枚

水二杯，煎八分服。呕者加半夏一钱。寒多者加生姜一钱五分。

附子粳米汤《金匮》　治腹中寒气，雷鸣切痛，胸胁逆满，呕吐。

附子二钱，制　半夏四钱　炙草一钱　粳米五钱，布包　大枣一枚

水二杯，煎八分，温服，日夜作三服。

大黄附子汤《金匮》　胁下偏痛，发热脉紧弦者。

大黄　附子各二钱　细辛一钱

水二杯，煎八分服。

当归生姜羊肉汤《金匮》　治心腹诸痛虚极，诸药不效者，一服如神。及胁痛里急，妇人产后腹中疠痛。

当归七钱五分　生姜一两二钱五分　羊肉四两，去筋膜，用药戥秤方准

水五杯，煎取二杯，温服一杯，一日两服。若寒多者加生姜五钱。痛多而呕者加橘皮五钱、白术二钱五分。

栝蒌薤白白酒汤《金匮》　治胸痹喘息咳唾，胸背痛，寸沉迟，关上小紧。

栝蒌连皮子捣，五钱　薤白如干者用三钱，生者用六钱

白酒三杯，煎八分服。加半夏二钱名栝蒌薤白半夏汤，治胸痹不得卧，心痛彻背。

大建中汤《金匮》　治胸大寒痛，呕不能饮食，腹中寒上冲，皮起出见有头足，上下痛不可触近。

川椒二钱，微炒出汗　干姜四钱　人参三钱

水二钟，煎一钟，去滓，入胶饴四钱，煎取八分，温服。如一炊顷，可食热粥半碗。

隔食反胃方

左归饮景岳　即六味汤去丹皮、泽泻加枸杞、炙草。

启隔饮《心悟》　治食入即吐。

川贝母一钱五分，切片，不研　沙参三钱　丹参二钱　川郁金五分　干荷蒂三个
砂仁壳四分　杵头糠二钱，布包　茯苓一钱五分　石菖蒲四分

水二杯，煎八分服。

大半夏汤《金匮》　治反胃。

人参二钱　半夏四钱。俗用明矾制者不可用，只用姜水浸二日，一日一换。清水浸三日，
一日一换。撼起蒸熟，晒干切片用

长流水入蜜扬二百四十遍，取三杯半，煎七分服。

吴茱萸汤

方见《心腹痛》。

六君子汤　此方为补脾健胃、祛痰进食之通剂，百病皆以此方收功。

人参　白术炒　茯苓　半夏各二钱　陈皮　炙草各一钱

加生姜五片，大枣二枚。

水二杯，煎八分服。治反胃宜加附子二钱，丁香、藿香、砂仁各一钱。

附子理中汤　治反胃。

即理中汤加附子三钱。治反胃加茯苓四钱，甘草减半。

● 附隔食方法

《人镜经》曰：《内经》云，三阳结谓之隔。盖足太阳膀胱经水道不行，
手太阳小肠经津液枯槁，足阳明胃经燥粪结聚，所以饮食拒而不入，纵入太
仓，还出喉咙。夫肠胃一日一便，乃常度也。今五七日不便，陈物不去，新
物不纳，宜用三一承气汤节次下之，后用脂麻饮啜之。陈腐去而肠胃洁，癥
瘕尽而营卫昌，饮食自进矣。

三一承气汤

大黄　芒硝　甘草　厚朴　枳实各一钱

水二杯，煎八分服。按：此方太峻，姑存之以备参考。

气 喘 方

苏子降气汤　治上盛下虚、气喘等证。

紫苏子二钱，微炒　前胡　当归　半夏　陈皮　厚朴各一钱　沉香　炙草各五分

加生姜三片，大枣二枚，水二杯，煎八分服。

葶苈大枣泻肺汤《金匮》　治支饮满而肺气闭，气闭则呼吸不能自如，用此苦降，以泄实邪。

葶苈子隔纸炒研如泥，二钱二分

水一杯半，大枣十二枚，煎七分，入葶苈子服之。

十枣汤

方见《心腹痛》。

小青龙汤

方见《伤寒》。

贞元饮景岳　阴血为阳气之依归，血虚则气无所依，时或微喘，妇人血海常虚，多有此症。景岳方意在"济之缓之"四字。济之以归、地，缓之以甘草，颇有意义。今人加紫石英、黑铅之重镇，则失缓之之义；加沉香、白芥子之辛香，则失济之之义矣。且此方非为元气奔脱而设，时医每遇大喘之症，必以此方大剂与服。气升则火升，偶得濡润之药，气亦渐平一晌，旋而阴柔之性与饮水混为一家，则胸膈间纯是阴霾之气，其人顷刻归阴矣。吾乡潘市医倡此法以局人神智，无一人悟及，诚可痛恨！

熟地黄五七钱或一二两　当归身三四钱　炙草一二三钱

水三四杯，煎八分服。

苓桂术甘汤《金匮》　治气短。喻嘉言云：此治呼气短。

茯苓四钱　白术　桂枝各二钱　炙草一钱五分

水二杯，煎八分服。

肾气丸《金匮》 治气短。喻嘉言云：此治吸气短，即八味地黄丸，但原方系干生地黄、桂枝。

茯苓甘草大枣汤仲景 治气喘脐下动气，欲作奔豚。

茯苓六钱　桂枝　甘草炙。各二钱　大枣四枚

用甘澜水三杯半，先煎茯苓至二杯，入诸药，煎七分服。作甘澜水法：取长流水扬之数百遍，或千遍愈妙。

真武汤仲景 镇水逆，定痰喘之神剂。

茯苓　芍药　生姜切。各三两　白术二两　附子一枚，炮去皮，破八片

上五味，以水八升，煮取三升，去滓，温服七合，日三服。宜倍茯苓。咳嗽甚者去生姜，加干姜一钱五分，五味、细辛各一钱。

黑锡丹 治脾肾虚冷，上实下虚，奔豚，五种水气，中风痰潮危急。

喻嘉言曰：凡遇阴火逆冲，真阳暴脱，气喘痰鸣之急症，舍此方再无他法可施。予每用小囊佩带随身，恐遇急症不及取药，且欲吾身元气温养其药，借手效灵，厥功历历可纪。即痘症倒塌逆候，服此亦可回生。

沉香　附子炮　胡芦巴　肉桂各一钱　小茴香　补骨脂　肉豆蔻　木香　金铃子去核。各一两　硫黄　黑铅与硫黄炒成砂子。各三两

上为末，酒煮面糊丸梧子大，阴干，以布袋擦令光莹。每服四五十丸，姜汤送下。

血 症 方

麻黄人参芍药汤东垣　治吐血外感寒邪，内虚蕴热。

桂枝五分，补表虚　麻黄去外寒　黄芪实表益卫　炙甘草补脾　白芍安太阴　人参益元气而实表　麦冬补肺气。各三分　五味子五粒，安肺气　当归五分，和血养血

水煎，热服。按：此方以解表为止血，是东垣之巧思幸中，非有定识也。观其每味自注药性，俱悖圣经，便知其陋。

甘草干姜汤《金匮》

炙甘草四钱　干姜二钱，炮

水二杯，煎八分服。

柏叶汤《金匮》　治吐血不止。

柏叶生用三钱，无生者用干者二钱　干姜一钱　艾叶生用二钱，无生者用干者一钱

水四杯，取马通二杯，煎一杯服。如无马通，以童便二杯，煎八分服。

黄土汤《金匮》　治先便后血为远血。亦治衄血、吐血、血不止。

灶心黄土八钱。原方四钱　生地　黄芩　甘草　阿胶　白术　附子炮。各一钱五分

水三杯，煎八分服。

赤小豆散《金匮》　治先血后便为近血。

赤小豆浸令出芽，晒干一两　当归四钱

共研末，每服三钱，浆水下即洗米水，三日后有酸味是也。按：凡止血标药可随宜作引，血余灰可用一二两同煎，诸血皆验。栀子、茜草、干侧柏治上血，槐花、生地黄、乌梅、续断治血崩。凡下血及血痢、口渴、后重、脉洪有力者为火盛。可用苦参子去壳，仁勿破，外以龙眼肉包之，空腹以仓米汤送下九粒，一日二三服，渐加至十四粒，二日效。

水 肿 方

五皮饮 此方出华元化《中藏经》，以皮治皮，不伤中气，所以为治肿通用之剂。

大腹皮酒洗 桑白皮生。各三钱 云苓皮四钱 陈皮三钱 生姜皮一钱

水三杯，煎八分，温服。上肿宜发汗，加紫苏叶、荆芥各二钱，防风一钱，杏仁一钱五分。下肿宜利小便，加防己二钱，木通、赤小豆各一钱三分。喘而腹胀加生莱菔子、杏仁各二钱。小便不利者为阳水，加赤小豆、防己、地肤子。小便自利者为阴水，加白术二钱，苍术、川椒各一钱五分。热加海蛤三钱，知母一钱五分。寒加附子、干姜各二钱，肉桂一钱。呕逆加半夏、生姜各二钱。腹痛加白芍一钱，桂枝一钱，炙甘草一钱。

导水茯苓汤 治水肿，头面、手足、遍身肿如烂瓜之状，按而塌陷；胸腹喘满，不能转侧安睡，饮食不下；小便秘涩，溺出如割，或如黑豆汁而绝少。服喘嗽气逆诸药不效者，用此即渐利而愈。

泽泻 赤茯苓 麦门冬去心 白术各二两 桑白皮 紫苏 槟榔 木瓜各一两 大腹皮 陈皮 砂仁 木香各七钱五分

上咬咀，每服一二两，水二杯，灯草三十根，煎八分，食远服。如病重者可用药二两，又加麦冬及灯草半两，以水一斗，于砂锅内熬至一大碗，再下小锅内，煎至一钟，五更空心服。

加减《金匮》肾气丸 治脾肾两虚，肿势渐大，喘促不眠等证。

熟地四两 云茯苓三两 肉桂 牛膝 丹皮 山药 泽泻 车前子 山茱萸各二两 附子五钱

研末，炼蜜丸如桐子大，每服三钱，灯草汤送下，一日两服。以两为钱，水煎服，名加减《金匮》肾气汤，但附子必倍用方效。加川椒目一钱五分，巴戟天二钱，治脚面肿。

● **风水** 因风而病水也。

防己黄芪汤《金匮》 治风水，脉浮身重，汗出恶风。

防己三钱 炙草一钱五分 白术二钱 黄芪三钱 生姜四片 大枣一枚

水二杯，煎八分服。服后如虫行皮中，从腰下如冰，后坐被上，又以一被绕腰下，温令微汗瘥。喘者加麻黄。胃中不和者加芍药。气上冲者加桂枝。

虚汗自出，故不用麻黄以散之，只用防己以驱之。服后身如虫行及腰下如冰云云，皆湿下行之征也，然非芪、术、甘草，焉能使卫气复振，而驱湿下行哉！

越婢汤《金匮》 治恶风一身悉肿，脉浮不渴，续自汗出，无大热者。

麻黄六钱 石膏八钱 甘草二钱 生姜三钱 大枣五枚

水四杯，先煮麻黄至三杯，去沫，入诸药煎八分服，日夜作三服。恶风者加附子一钱。风水加白术三钱。

前云身重为湿多，此云一身悉肿为风多。风多气多热亦多，且属急风，故用此猛剂。

杏子汤 脉浮者为风水，发其汗即已。方阙，或云即甘草麻黄汤加杏仁。

● **皮水** 水行于皮中也。其脉浮，外证跗肿，按之没指。曰不恶风者，不兼风也。曰其腹如鼓者，外有胀形内不坚满也。曰不渴者，病不在内也。曰当发其汗者，以水在皮宜汗也。

防己茯苓汤《金匮》 治四肢肿，水在皮中聂聂动者。

防己 桂枝 黄芪各三钱 茯苓六钱 炙草一钱

水三杯，煎八分服，日夜作三服。

药亦同防己黄芪汤，但去术加桂、苓者，风水之湿在经络，近内；皮水之湿在皮肤，近外。故但以苓协桂，渗周身之湿，而不以术燥其中气也。不用姜、枣者，湿不在上焦之营卫，无取乎宣之也。

蒲灰散《金匮》 厥而为皮水者，此主之。肿甚而溃之逆证，厥之为言逆也。

蒲灰半斤　滑石一斤

为末。饮服方寸匕，日三服。

愚按：当是外敷法，然利湿热之剂，亦可内服外掺也。

越婢加术汤《金匮》　里水此主之，甘草麻黄汤亦主之。按：里水当是皮水笔误也。或水在皮里，即皮水之重者，亦未可知。

方见《风水》。

甘草麻黄汤

甘草四钱　麻黄二钱

水二杯，先煮麻黄至一杯半，去沫，入甘草煮七分服。重覆汗出，不汗再服，慎风寒。二药上宣肺气，中助土气，外行水气。

● **正水**水之正伏也。其脉迟者，水属阴也。外证自喘者，阴甚于下，不复与胸中之阳气相调，水气格阳而喘也。其目窠如蚕，两胫肿大诸证，《金匮》未言，无不俱见。

愚按：正水《金匮》未出方。然提纲云，脉沉迟外证自喘，则真武汤、小青龙汤皆正治之的方，越婢加附子汤、麻黄附子汤亦变证之备方，桂甘麻辛附子汤加生桑皮五钱、黑豆一两，为穷极之巧方，此正水之拟治法也。

● **石水**谓下焦水坚如石也。其脉自沉，外证少腹满，不喘。

麻黄附子汤

麻黄三钱　炙草二钱　附子一钱

水二杯，先煮麻黄至一杯半，去沫，入诸药煎七分温服，日作三服。此即麻黄附子甘草汤，分两略异。即以温经散寒之法，变为温经利水之妙。

● **黄汗**汗出沾衣而色黄也。汗出入水，水邪伤心；或汗出当风所致。汗与水皆属水气，因其入而内结，则郁热而黄，其脉沉而迟。外证身发热，四肢头面肿，久不愈必致痈脓。

黄芪桂枝芍药苦酒汤《金匮》　治身体肿，发热汗出而渴，状如风水，汗出沾衣，色正黄如柏汁，脉自沉。风水脉浮，黄汗脉沉。以汗出入水中浴，水从毛孔入得之。水气从毛孔入而伤其心，故水火相侵而色黄，水气搏结，而脉沉也。凡看书宜活看，此证亦有从酒后汗出当风所致者，虽无外水，而所出之汗，因风内返亦是水。凡脾胃受湿，湿久生热，湿热交蒸而成黄色，皆可以汗出入水之意悟之。

黄芪五钱　芍药　桂枝各三钱

苦酒一杯半，水一杯，煎八分，温服。当心烦，至六七日乃解。汗出于心，苦酒止之太急，故心烦。至六七日，正复而邪自退也。

桂枝加黄芪汤《金匮》　黄汗之病，两胫自冷，盗汗出。汗已反发热，久久身必甲错，发热不止者，必生恶疮。若身重汗出已辄轻者，久久必身瞤，瞤即胸中痛。又从腰以上汗出，下无汗，腰髋弛痛，如有物在皮中状。剧者不能食，身疼重，烦躁小便不利，以上皆黄汗之变证，师备拟之，以立治法。兹因集隘，不能全录，只辑其要。此为黄汗。言变证虽多，而其源总由水气伤心所致。结此一句，见治法不离其宗。

桂枝　芍药　生姜各三钱　甘草炙　黄芪各二钱　大枣四枚

水三杯，煮八分，温服；须臾啜热粥一杯余，以助药力；温覆取微汗。若不汗，更服。前方止汗，是治黄汗之正病法；此方令微汗，是治黄汗之变证法。

胀满蛊胀方

七气汤 治实胀属七情之气者。

方见《心腹痛》。

胃苓散 消胀行水。

苍术一钱五分，炒　白术　厚朴各一钱五分　桂枝一钱　陈皮　泽泻　猪苓各一钱五分　炙草七分　茯苓四钱

加生姜五片，水三杯，煎八分服。去桂、草，以煨半熟蒜头捣为丸，陈米汤下三四钱，一日两服更妙。

厚朴三物汤

厚朴七物汤

二方俱见《腹痛》。

桂甘姜枣麻辛附子汤《金匮》　治气分，心下坚大如盘，边如旋杯。

桂枝　生姜各三钱　甘草　麻黄　细辛各二钱　附子一钱　大枣三枚

水三杯，先煮麻黄至二杯，去沫，入诸药，煎八分，温服，日夜作三服。当汗出如虫行皮上即愈。

此证是心肾不交病。上不能降，下不能升，日积月累，如铁石难破。方中桂、甘、姜、枣以和其上，而复用麻黄、细辛、附子少阴的剂以治其下，庶上下交通而病愈。所谓大气一转，其气乃散也。

枳术汤《金匮》　治心下坚大如盘。如盘而不如杯，邪尚散漫未结，虽坚大而不满痛也。水饮所作。与气分有别也，气无形以辛甘散之，水有形以苦泄之。

枳实二钱　白术四钱

水二杯，煎八分服，日夜作三服。腹中软即止。

禹余粮丸《三因》　治十肿水气，脚膝肿，上气喘急，小便不利，但是水气，悉皆主之。许学士及丹溪皆云此方治膨胀之要药。

蛇含石大者三两。以新铁铫盛，入炭火中烧石与铫子一般红，用钳取石，倾入醋中，

候冷取出，研极细　**禹余粮石**三两　**真针砂**五两。先以水淘净炒干，入余粮一处，用米醋二升，就铫内煮醋干为度，后用铫。并药入炭中，烧红钳出，倾药净砖地上，候冷研细

　　以三物为主。其次量人虚实，入下项。治水妙在转输，此方三物，既非大戟、甘遂、芫花之比，又有下项药扶持，故虚人老人亦可服。

　　羌活　木香　茯苓　川芎　牛膝酒浸　**桂心　蓬术　青皮　附子**炮　**干姜**炮　**白豆蔻**炮　**大茴香**炒　**京三棱**炮　**白蒺藜　当归**酒浸一宿。各半两

　　上为末，入前药拌匀，以汤浸蒸饼，搌去水，和药再杵极匀，丸如桐子大。食前温酒白汤送下三十丸至五十丸。最忌盐，一毫不可入口，否则发疾愈甚。但试服药，即于小便内旋去，不动脏腑。病去日，日三服，兼以温和调补气血药助之，真神方也。

　　此方昔人用之屡效，以其不能暖水藏也，服此丸更以调补气血药助之，不为峻也。

暑 症 方

六一散河间　治一切暑病。

滑石六两　甘草一两

研末，每服三钱，井花水下，或灯草汤下。

白虎汤仲景　治伤暑大渴、大汗之证。

方见《伤寒》。加人参者，以暑伤元气也。加苍术者，治身热足冷，以暑必挟湿也。

香薷饮　治伤暑发热，身痛，口燥，舌干，吐泻。

甘草一钱　厚朴一钱五分　扁豆二钱　香薷四钱

水二杯，煎八分，冷服或温服。泻利加茯苓、白术。呕吐加半夏。暑气发搐加羌活、秦艽。

大顺散　治阴暑，即畏热贪凉之病。

干姜一钱，炒　甘草八分，炒　杏仁去皮尖，六分，炒　肉桂六分

共为细末，每服三钱，水一杯，煎七分服。如烦躁，井花水调下一钱。

生脉散　却暑良方。

人参一钱　麦冬三钱　五味一钱

水一杯，煎七分服。

清暑益气汤东垣

炙芪一钱五分　人参　白术　苍术　青皮　陈皮　麦冬　猪苓　黄柏各五分　干葛　泽泻各二钱　神曲八分　炙草　五味各三分　升麻三分　归身三分

加生姜三片，大枣二枚，水二杯，煎七分服。

一物瓜蒂汤《金匮》

瓜蒂二十个

水二杯，煎八分服。

泄 泻 方

胃苓散

方见《胀满》。加减详《三字经》注。

四神丸　治脾肾虚寒，五更泄泻。

补骨脂四两，酒炒　肉豆蔻面煨去油　吴茱萸泡　五味炒。各二两

用红枣五两，生姜五两，同煮。去姜，将枣去皮核捣烂为丸，如桐子大。每日五更服三钱，临卧服三钱，米汤下。加白术、附子、罂粟、人参更效。

生姜泻心汤

黄连汤

甘草泻心汤

半夏泻心汤

干姜黄芩黄连人参汤

厚朴生姜半夏甘草人参汤

以上六方俱见《伤寒论读》。

按：以上诸法，与《内经》中热消瘅则便寒、寒中之属则便热一节，揆脉证而择用，甚验。张石顽《医通》载之甚详，但古调不弹久矣！

余新悟出一方，有泻心之意。上可消痞，下可止泻。肠热胃寒，能分走而各尽其长。非有他方，即伤寒厥阴条之乌梅丸也，屡用屡验。

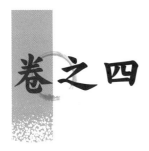

卷之四

眩 晕 方

一味大黄散

鹿茸酒

二方见上《三字经》注。

加味左归饮 治肾虚头痛如神，并治眩晕目痛。

熟地七八钱　山茱萸　怀山药　茯苓　枸杞各三钱　细辛　炙草各一钱　川芎二钱　肉苁蓉酒洗，切片，三四钱

水三杯，煎八分，温服。

正元丹《秘旨》　治命门火衰，不能生土，吐利厥冷。有时阴火上冲，则头面赤热，眩晕恶心。浊气逆满，则胸胁刺痛，脐肚胀急。

人参三两。用附子一两煮汁收入，去附子　黄芪一两五钱。用川芎一两酒煮汁收入，去川芎　山药一两。用干姜二钱煮汁收入，去干姜　白术三两。用陈皮五钱煮汁收入，去陈皮　茯苓二两。用肉桂六钱酒煮汁收入，晒干勿见火，去桂　甘草一两五钱。用乌药一两煮汁收入，去乌药

上六味，除茯苓，文武火缓缓焙干，勿炒伤药性，杵为散。每三钱，水一盏、姜三片、红枣一枚同煎数沸，入盐一捻，和滓调服。服后，饮热酒一杯，以助药力。

呕哕吐方

二陈汤

半夏二钱　陈皮一钱　茯苓三钱　炙草八分

加生姜三片，水二杯，煎八分服。加减法详《三字经》注。

小柴胡汤

方见《伤寒》。

吴茱萸汤

方见《隔食反胃》。

大黄甘草汤《金匮》　治食已即吐。

大黄五钱　甘草一钱五分

水二杯，煎八分服。

干姜黄连黄芩人参汤仲景　凡呕家夹热，不利于香砂橘半者，服此如神。

干姜　黄芩　黄连　人参各一钱五分

水一杯半，煎七分服。

进退黄连汤

黄连姜汁炒　干姜炮　人参人乳拌蒸，一钱五分　桂枝一钱　半夏姜制，一钱五分　大枣二枚

进法：用本方七味俱不制，水三茶杯，煎一杯温服。退法：不宜用桂枝，黄连减半，或加肉桂五分。如上逐味制熟，煎服法同。但空腹服崔氏八味丸三钱，半饥服煎剂耳。

癫狂痫方

滚痰丸王隐君　治一切实痰异症。孕妇忌服。

青礞石三两。研如米大，同焰硝三两，用新磁罐内封固，以铁线扎之，外以盐泥封固，煅过研末。水飞，二两实　沉香五分，另研　川大黄酒蒸　黄芩炒。各八两

共为末，水泛为丸，绿豆大。每服一钱至二钱，食远沸汤下。

生铁落饮　治狂妄不避亲疏。

铁落一盏。用水六杯，煮取三杯，入下项药　石膏一两　龙齿　茯苓　防风各七分　玄参　秦艽各五钱

铁落水三杯，煎一杯服，一日两服。

当归承气汤秘传方　治男妇痰迷心窍，逾墙越壁，胡言乱走。

归尾一两　大黄酒洗　芒硝　枳实　厚朴各五钱　炙草三钱

水二杯，煎八分服。

温胆汤　骆氏《内经拾遗》云：癫狂之由，皆是胆涎沃心，故神不守舍，理宜温胆。亦治痫病。

即二陈汤加枳实、鲜竹茹各二钱，或调下飞矾分半。

当归龙荟丸　治肝经实火，大便秘结，小便涩滞。或胸膈疼痛，阴囊肿胀。凡属肝经实火，皆宜用之。

叶天士云：动怒惊触，致五志阳越莫制，狂乱不避亲疏，非苦降之药，未能清爽其神识也。

当归　龙胆草　栀子仁　黄柏　黄连　黄芩各一两　大黄　芦荟　青黛各五钱　木香二钱五分　麝香五分，另研

共为末，神曲糊丸，每服二十丸，姜汤下。

丹矾丸《医通》　治五痫。

黄丹一两　白矾二两

二味入银罐中煅通红，为末。入腊茶一两，不落水猪心血为丸，朱砂为衣。

每服三十丸，茶清下。久服其涎自便出，半月后更以安神药调之。按：猪心血不黏，宜加炼蜜少许合捣。

磁朱丸 治癫狂痫如神。

磁石一两　朱砂一两　六神曲三两，生研

共研末。另以六神曲一两，水和作饼，煮浮。入前药加炼蜜为丸，如麻子大。沸汤下二钱。解见《时方歌括》。

五淋癃闭赤白浊遗精方

五淋汤

赤茯苓三钱　白芍　山栀子各二钱　当归一钱　细甘草一钱四分

加灯芯十四寸，水煎服。解见《时方歌括》。

滋肾丸　又名通关丸。治小便点滴不通，及治冲脉上逆、喘呃等证。

黄柏　知母各一两　肉桂一钱

共研末，水泛为丸，桐子大，阴干。每服三钱，淡盐汤下。

补中益气汤　治一切气虚下陷。

方见《中风》。

萆薢分清饮　治白浊。

川萆薢四钱　益智仁　乌药各一钱半　石菖蒲一钱

一本加甘草梢一钱五分，茯苓二钱。

水二杯，煎八分，入盐一捻服，一日两服。

四君子汤

方见《时方歌括》。

歌曰：白浊多因心气虚，不应只作肾虚医。四君子汤加远志，一服之间见效奇。

龙胆泻肝汤　治胁痛、口苦、耳聋、筋痿、阴湿热痒、阴肿、白浊、溲血。

龙胆草三分　黄芩　栀子　泽泻各一钱　木通　车前子各五分　当归　甘草　生地各三分　柴胡一钱

水一杯半，煎八分服。

五倍子丸　治遗精固脱之方。

五倍子青盐煮干焙　茯苓各二两

为末，炼蜜丸桐子大，每服二钱，盐汤下，日两服。

妙香散

怀山药二两　茯苓　茯神　龙骨　远志　人参各一两　桔梗五钱　木香三钱　甘草一两　麝香一钱　朱砂二钱

共为末，每服三钱，莲子汤调下。

疝 气 方

五苓散仲景　本方治太阳证身热、口渴、小便少。今变其分两,借用治疝。

猪苓　泽泻　茯苓各二钱　肉桂一钱　白术四钱

水三杯,煎八分服。加木通、川楝子各一钱五分,橘核三钱,木香一钱。

三层茴香丸　治一切疝气如神。

大茴香五钱,同盐五钱炒　川楝子一两　沙参　木香各一两

为末,米糊丸如桐子大,每服三钱,空心温酒下,或盐汤下。才服尽,接第二料。

又照前方加荜拨一两,槟榔五钱,共五两。依前丸服法。若未愈,再服第三料。

又照前第二方加茯苓四两,附子炮一两,共前八味,重十两。丸服如前。虽三十年之久,大如栲栳,皆可消散,神效。

《千金翼》洗方　治丈夫阴肿如斗,核中痛。

雄黄末一两　矾石二两　甘草七钱

水五杯,煎二杯洗。

消 渴 方

白虎汤

调胃承气汤

理中丸

乌梅丸

四方俱见《伤寒》。

肾气丸

六味汤

炙甘草汤

三方俱见《虚痨》。

麦门冬汤

麦门冬四钱　半夏一钱五分　人参二钱　粳米四钱　炙甘草一钱　大枣二枚

水二杯，煎八分，温服。

麻仁丸

火麻仁二两　芍药　枳实各五钱　大黄　厚朴各一两

研末，炼蜜丸如桐子大，每服十丸，米饮下，以知为度。

痰 饮 方

化痰丸王节斋　治津液为火熏蒸，凝浊郁结成痰，根深蒂固，以此缓治之。

香附童便浸炒，五钱　橘红一两　栝蒌仁一两　黄芩酒炒　天门冬　海蛤粉各一两　青黛三钱　芒硝三钱，另研　桔梗五钱　连翘五钱

共研为末，炼蜜入生姜汁少许，为丸如弹子大，每用一丸噙化。或为小丸，姜汤送下二钱。

苓桂术甘汤《金匮》　治胸胁支满目眩。并治饮邪阻滞心肺之阳，令呼气短。

肾气丸　治饮邪阻滞肝肾之阴，令吸气短。

二方俱见《喘症》。

甘遂半夏汤《金匮》　治饮邪留连不去，心下坚满。

甘遂大者三枚　半夏汤洗七次，十三枚。以水一中杯，煮取半杯，去滓　芍药五枚，约今之三钱　甘草如指一枚，炙，约今之一钱三分

水二杯，煎六分，去滓，入蜜半盏，再煎至八分服。

程氏曰：留者行之，用甘遂以决水饮；结者散之，用半夏以散痰饮。甘遂之性直达，恐其过于行水，缓以甘草、白蜜之甘，坚以芍药之苦，虽甘草、甘遂相反，而实以相使，此苦坚甘缓约之之法也。《灵枢经》曰：约方犹约囊。其斯之谓与？尤氏曰：甘草与甘遂相反，而同用之者，盖欲其一战而留饮尽去，因相激而相成也。芍药、白蜜，不特安中，亦缓毒药耳。

十枣汤《金匮》　治悬饮内痛。亦治支饮。

方见《腹痛》。

大青龙汤《金匮》　治溢饮之病属经表属热者，宜此凉发之。

小青龙汤《金匮》　治溢饮之病属经表属寒者，宜此温发之。

以上二方，俱见《伤寒》。

木防己汤《金匮》　人膈中清虚如太空，然支饮之气乘之，则满喘而痞坚，

面色鳌黑，脉亦沉紧。得之数十日，医者吐之下之俱不愈，宜以此汤开三焦之结，通上下之气。

木防己三钱　石膏六钱　桂枝二钱　人参四钱

水二杯，煎八分，温服。

木防己汤去石膏加茯苓芒硝汤《金匮》　前方有人参，吐下后水邪因虚而结者，服之即愈。若水邪实结者，虽愈而三日复发，又与前方不应者，故用此汤去石膏之寒，加茯苓直输水道，芒硝峻开坚结也。又此方与小青龙汤，治呕喘病甚效。

木防己二钱　桂枝二钱　茯苓四钱　人参四钱　芒硝二钱五分

水二杯半，煎七分，去滓，入芒硝微煎，温服，微利自愈。

泽泻汤《金匮》　支饮虽不中正，而迫近于心，饮邪上乘清阳之位。其人苦冒眩，冒者，昏冒而神不清，如有物冒蔽之也；眩者，目旋转而乍见眩黑也。宜此汤。

泽泻五钱　白术二钱

水二杯，煎七分，温服。

厚朴大黄汤《金匮》　治支饮胸满。支饮原不中正，饮盛则偏者不偏，故直驱之从大便出。

厚朴二钱　大黄二钱　枳实一钱五分

水二杯，煎七分，温服。

葶苈大枣泻肺汤《金匮》　治支饮不得息。

方见《气喘》。

小半夏汤《金匮》　治心下支饮，呕而不渴。

半夏四钱　生姜八钱

水二杯，煎八分，温服。

己椒苈黄丸《金匮》　治腹满口舌干燥，肠间有水气。

防己　椒目　葶苈熬　大黄各一两

共为细末，炼蜜丸如梧子大，先饮食服一丸，日三服，稍增之，口中有津液。渴者加芒硝半两。

程氏曰：防己、椒目导饮于前，清者从小便而出；大黄、葶苈推饮于后、浊者从大便而下。此前后分消，则腹满减而水饮行，脾气转输而津液生矣。

小半夏加茯苓汤《金匮》 治卒然呕吐，心下痞满，膈间有水气，眩悸者。

即小半夏汤加茯苓四钱。

五苓散《金匮》 治脐下悸，吐涎沫而颠眩，此水也。

泽泻一两一分 猪苓 茯苓 白术各十八铢。校：十黍为一铢，约今四分一厘七毫 桂枝一两

为末，白饮和服方寸匕，日三服。多饮暖水，汗出愈。六铢为一分，即今之二钱半也。泽泻应一两二钱五分。猪苓、白术、茯苓各应七钱五分也，方寸匕者，匕即匙，正方一寸大，约八九分。余用二钱。愚按：脐下动气去术加桂，理中丸法也。今因吐涎沫是水气盛，必得苦燥之白术，方能制水。颠眩是土中湿气化为阴霾，上弥清窍，必得温燥之白术，方能胜湿。证有兼见，法须变通。

附方《外台》茯苓饮 治积饮既去，而虚气塞满其中，不能进食。此证最多，此方最妙。

茯苓 人参 白术各二钱五分 枳实二钱 橘皮一钱二分五厘 生姜二钱

水二杯，煎七分服，一日三服。

徐忠可曰：俗谓陈皮能减参力，此不唯陈皮，且加枳实之多，补泻并行，何其妙也。

《三因》白散

滑石五钱 半夏三钱 附子二钱，炮

共研末，每服五钱，加生姜三片，蜜三钱，水一杯半，煎七分服。

伤 寒 方

● 太阳

桂枝汤

桂枝　白芍各三钱　甘草二钱，炙　生姜三钱，切片　大枣四枚

水二杯，煎八分，温服。服后少顷，啜粥一杯，以助药力，温覆微似汗。若一服病止，不必再服；若病重者，一日夜作二服。

麻黄汤

麻黄三钱，去根节　桂枝二钱　杏仁去皮尖，二十三枚　甘草一钱

水三杯，先煮麻黄至二杯，吹去上沫，纳诸药，煎八分，温服。不须啜粥，余将息如前法。

大青龙汤

麻黄六钱，去根节　桂枝二钱　甘草二钱，炙　杏仁去皮尖，十二枚　生姜三钱，切片　大枣四枚　石膏碎，以绵裹，四钱五分

水四杯，先煮麻黄至二杯半，去上沫，纳诸药，再煎八分，温服。温覆取微似汗，汗出多者，以温粉扑之。白术、煅牡蛎、龙骨研末。若汗多亡阳者，以真武汤救之。

小青龙汤

麻黄去根节　白芍　干姜不炒　甘草　桂枝各二钱　半夏三钱　五味子一钱　细辛八分

水三杯半，先煮麻黄至二杯半，去沫，纳诸药，煎八分，温服。若渴者，去半夏加栝蒌根二钱。若噎者，去麻黄加附子一钱五分。小便不利，小腹痛满，去麻黄加茯苓四钱。若喘者，去麻黄加杏仁二十一枚。按：论云，若微利者去麻黄加芫花。今芫花不常用，时法用茯苓四钱代之，即猪苓、泽泻亦可代也，但行道人当于方后注明。

桂枝加葛根汤

即桂枝汤加葛根四钱。

水三杯半，先煮葛根至二杯半，吹去沫，入诸药，煎至八分，温服。不须啜粥。

葛根汤

葛根四钱　麻黄三钱　生姜三钱　甘草二钱　桂枝二钱　大枣四枚　白芍二钱

水三钟半，先煎麻黄、葛根至一杯，去沫，入诸药，煎至八分，温服。微似汗，不须啜粥。

● **阳明**

白虎汤

石膏八钱，碎绵裹　知母三钱　炙草一钱　粳米四钱

水三杯，煎一杯，温服。

调胃承气汤

大黄四钱，清酒润　炙草二钱　芒硝三钱

水二杯半，先煮大黄、甘草，取一杯，去滓，入芒硝微煮令沸，少少温服之。

小承气汤

大黄四钱　厚朴　枳实各二钱

水二杯，煎八分，温服。初服当更衣，不尔者再煮服，若更衣勿服。

大承气汤

大黄二钱，酒润　厚朴四钱　枳实　芒硝各二钱

水三杯，先煮枳实、厚朴至一杯半，去滓，纳大黄；煮一杯，去滓，纳芒硝，微火煮一二沸服。得下，勿再服。

● **少阳**

小柴胡汤

柴胡四钱　人参　黄芩　炙草　生姜各一钱　半夏二钱　大枣二枚

水二钟，煎一钟，去滓，再煎八分，温服，一日夜作三服。胸中烦而不呕者，去半夏、人参，加栝蒌二钱。渴者，去半夏，加人参七分、栝蒌根二钱。腹中痛者，去黄芩，加芍药一钱半。胁下痞鞕，去大枣，加牡蛎二钱。心下悸、小便不利者，去黄芩，加茯苓一钱。不渴、外有微热者，去人参，加桂枝一钱五分。温覆取微似汗愈。咳者，去人参、大枣、生姜，加五味子一钱、干姜一钱五分。

大柴胡汤

柴胡四钱　半夏二钱　黄芩　芍药　枳实各一钱　生姜二钱五分　大枣二枚

一本有大黄五分

水三钟，煎八分，温服一钟，一日夜作三服。

● 太阴

理中丸汤

人参　白术　干姜　甘草各三两

共研末，蜜丸如鸡子黄大，研碎以沸汤服一丸，日三四服。服后啜热粥，以腹热为度。或用各三钱，水三钟，煎八分，温服。服后啜热粥。若脐上筑者，去术加桂。吐多者，去术加生姜二钱。下多者还用术。悸者，加茯苓。渴欲饮水者，加术。腹痛者，加人参。寒者，加干姜。腹满者，去白术加附子。服汤后如食顷，啜热粥，微自温，勿揭衣被。

四逆汤

甘草四钱，炙　干姜二钱　附子二钱，生用

水三钟，煎八分，温服。

通脉四逆加人尿猪胆汤

干姜六钱　甘草四钱　附子二钱，生用

水三钟，煎八分，加猪胆汁一汤匙，人尿半汤匙，温服。

桂枝加芍药汤

桂枝　生姜二钱　大枣四枚　芍药六钱　炙草二钱

水三杯，煎一杯服。

桂枝加大黄汤

桂枝　生姜各三钱　芍药六钱　炙草三钱　大黄七分　大枣四枚

水三杯，煎八分，温服。

● **少阴**

麻黄附子细辛汤

麻黄去根节　细辛各三钱　附子一钱五分

水三钟，先煮麻黄至二钟，去沫，入诸药，煎七分，温服。

麻黄附子甘草汤

麻黄去根　甘草各三钱　附子一钱五分

煎法同上。

通脉四逆汤

干姜六钱　炙草四钱　附子二钱，生用

水二杯，煎八分，温服。

白通汤

干姜三钱　附子三钱，生用　葱白二根

水三杯，煎八分，温服。

吴茱萸汤

吴茱萸三钱，汤泡　人参一钱五分　大枣四枚　生姜六钱

水煎服。

猪苓汤

猪苓　茯苓　泽泻　滑石　阿胶各三钱

水一杯，先煮四味至一杯，去滓，入胶煎化服。

黄连阿胶鸡子黄汤

黄连四钱　黄芩一钱　芍药二钱　阿胶三钱　鸡子黄一枚

水二杯半，煎一杯半，去滓，入胶烊尽，小冷，入鸡子黄搅令相得。温服，

一日三服。

大承气汤

方见《阳明》。

● 厥阴

乌梅丸

乌梅九十三枚　细辛六钱　干姜一两　当归四钱　黄连一两六钱　附子六钱，炮　蜀椒四钱，炒　桂枝　人参　黄柏各六钱

各另研末，合筛之，以苦酒浸乌梅一宿，去核，饭上蒸之，捣成泥，入炼蜜共捣千下，丸如梧子大，先饮食白饮服十丸，日三服，渐加至二十丸。

当归四逆汤

当归　桂枝　白芍各三钱　甘草炙　木通　细辛各二钱　大枣八枚，又一枚取三分之一，擘

水三杯，煎八分，温服。寒气盛者，加吴茱萸二钱半、生姜八钱，以水二杯、清酒二杯，煮取一杯半，温分二服。

白头翁汤

白头翁一钱　黄连　黄柏　秦皮各一钱五分

水二杯，煎八分，温服。余详于《时方妙用·附录伤寒门》。

瘟疫方

人参败毒散

方见《痢疾》。

防风通圣散

方见《中风》。

藿香正气散　治外受四时不正之气，内停饮食，头痛寒热。或霍乱吐泻，或作疟疾。

藿香　白芷　大腹皮　紫苏　茯苓各三两　陈皮　白术　厚朴　半夏曲 桔梗各二两　甘草一两

每服五钱，加姜、枣煎。

神圣辟瘟丹　神圣辟瘟丹，留传在世间。正元焚一炷，四季保平安。此歌出聂久吾《汇函》。

羌活　独活　白芷　香附　大黄　甘松　山柰　赤箭　雄黄各等分　苍术倍用

上为末，面糊为丸弹子大，黄丹为衣，晒干。正月初一清晨，焚一炷辟瘟。

妇人科方

四物汤 统治妇人百病。

当归身 熟地 白芍酒炒。各三钱 川芎一钱五分

水三杯，煎八分服。加制香附二钱，研碎，炙草一钱。加减详《三字经》。

归脾汤

方见《虚痨》。

逍遥散景岳 治妇人思郁过度，致伤心脾冲任之源，血气日枯，渐至经脉不调者。

当归三钱 芍药一钱五分 熟地五钱 枣仁二钱，炒 伏神一钱五分 远志五分 陈皮八分 炙草一钱

水三杯，煎八分服。气虚加人参。经滞痛加香附。按：方虽庸陋，能滋阳明之燥，故从俗附录之。地黄生用佳。

当归散《金匮》 瘦而有火，胎不安者，宜此。

当归 黄芩 芍药 芎劳各一斤 白术半斤

共研末，酒服方寸匕。今用一钱，日再服。妊娠常服即易产，胎无疾苦。产后百病悉主之。

白术散《金匮》 肥白有寒，胎不安者，此能养胎。

白术 川芎 川椒 牡蛎

为末，酒服一钱匕。今用一钱，日三服，夜一服。但苦痛加芍药，心下毒痛加川芎，心烦吐痛不食加细辛、半夏服之，后更以醋浆服之。复不解者，小麦汁服之。已后渴者，大麦汁服之。病虽愈，服勿置。

保生无忧散 妇人临产，先服三两剂，自然易生。或遇横生倒产，连日不生，服二三剂，神效。

当归一钱五分，酒洗 川贝母一钱 黄芪八分，生用 艾叶七分 酒芍一钱二分，冬日一钱 菟丝子一钱四分 厚朴姜汁炒，七分 荆芥穗八分 枳壳麸炒，六分

川芎二钱二分　羌活　甘草各五分

加生姜三片，水二杯，煎八分，空心服。

此方全用撑法。当归、川芎、白芍养血活血者也，厚朴去瘀血者也，用之撑开血脉，俾恶露不致填塞。羌活、荆芥疏通太阳，将背后一撑，太阳经脉最长，太阳治则诸经皆治。枳壳疏理结气，将面前一撑，俾胎气敛抑而无阻滞之虞。艾叶温暖子宫，撑动子宫则胞胎灵动。贝母、菟丝最能滑胎顺气，将胎气全体一撑，大具天然活泼之趣矣。加黄芪者，所以撑扶元气，元气旺，则转动有力也。生姜通神明、去秽恶、散寒止呕，所以撑扶正气而安胃气。甘草协和诸药，俾其左宜右有，而全其撑法之神也。此方人多不得其解，程钟龄注独超，故全录之。

加味归芎汤

川芎三钱　当归身五钱　龟板三钱，生研　妇人生过男女顶门发烧如鸡子大

水三杯，煎八分服。如人行五里即生。

当归补血汤

当归三钱　炙芪一两

水煎服。加附子三钱，神效。或加桂一钱。

失笑散

方见《心腹痛》。

生化汤

当归五钱　川芎二钱　干姜五分，炮　桃仁一钱五分，去皮尖　甘草一钱，炙

水二杯，煎八分服。产后风，口噤、角弓反张者，宜加荆芥穗三钱。又方，中风口噤，用华佗愈风散，即荆芥穗一味焙为末，勿焦黑，以童便和酒送下。口噤药不下者，用一两零，再以童便煎好，从鼻孔灌下。

当归生姜羊肉汤

方见《心腹痛》。

竹叶汤《金匮》　治产后中风，病痉发热，面正赤，喘而头痛。

鲜竹叶四十九片　葛根三钱　防风一钱　桔梗　桂枝　人参　附子炮　甘

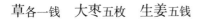

草各一钱　大枣五枚　生姜五钱

水三杯，煎八分，温服，温覆使汗出，日夜作三服。头项强加附子五分，煎药扬去沫。呕者加半夏二钱。

愚按：自汗者，去葛根加栝蒌根三钱，附子五分。产后痉症，十中只可救一，除此方外，无一善方。

甘麦大枣汤

甘草三钱　小麦二两六钱　大枣十枚

水三杯，煎一杯服，日作三服。

《金匮》方只录五首 。余见拙著《金匮浅说》《金匮读》内，二书即欲梓行，集隘不能尽登。

小儿科方

　　小儿无专方，以上诸方，折为小剂用之。今儿科开口即曰食、曰惊、曰风、曰疳，所用之药，大抵以钩藤、秦艽、防风、羌活、独活、天麻、前胡、全蝎、僵蚕为祛风之品；朱砂、牛黄、胆星、石菖蒲、天竺黄、代赭石、青黛、赤芍、金银煎汤，为定惊之品；以山楂、神曲、麦芽、谷芽、莱菔子、枳壳、厚朴、槟榔、草果为消食之品；以芜荑、榧子、使君子、螺蛳土、五谷虫为治疳之品。如杏仁、葶苈、酒芩、桑白皮、半夏曲、苏陈皮、贝母、天花粉之类，谓为通用调气化痰之善药。父传子，师传徒，其专方皆杀人之具也。钱仲阳以金石之药为倡，犹有一二方近道处，至《铁镜》采薇汤则乱道甚矣。近日儿科，只用以上所列诸药，任意写来，造孽无已，实堪痛恨！

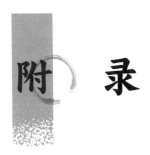

附 录

阴 阳

●识一字便可为医说

客有问于余曰：医之为道，乃古圣人泄天地之秘，夺造化之权，起死回生，非读破万卷书，参透事事物物之理者不能。今非通儒而业此，亦能疗人病获盛名，何也？余曰：天地间有理有数，理可胜数，则有学问之医，远近崇之，遂得以尽其活人之道。然仲景为医中之圣，尚未见许于当时，观《伤寒论》之序文可见，犹宣圣以素王老其身，天之意在万世，不在一时也。仲景之后，名贤辈出，类皆不得志于时，闭门著书，以为传道之计；而喻嘉言、柯韵伯二先生书，尤感愤而为不平之鸣，此理数之可言而不可言者矣。今之业医者，无论不足为通儒，而求其识字者，则为良医矣。无论其识多字也，只求其识一字者，亦可以为良医矣。客曰：此何字也，得毋所谓丁字乎？余曰：亦其类耳。不必他求，即人字是也。人乃阴精阳气合而成之者也，左为阳，左边一"丿"，阳之位也；右为阴，右边一"乀"，阴之位也。作书者，遇"丿"处自然轻手挥之，阳主乎气，轻清之象也；遇"乀"处自然重手顿之，阴主乎精，重浊之象也。两画不相离，阴阳互根之道也；两画各自位置，阴阳对待之道也。"丿"在左者不可使之右，"乀"在右者不可使之左，阴阳不离之道也。左"丿"由重而轻，万物生于水，即男女媾精，万物化生之义，由阴而阳也。右"乀"由轻而重，形生于气，即大哉乾元，乃通统天，至哉坤元，乃顺承天之义，阳统乎阴也。二者合之则成人，合之义，医书谓之曰抱，《周易》名之曰交，交则为泰矣。试以形景浅言之，人之鼻下口上水沟穴，一名人中，取人身居乎天地中之义也。天气通于鼻，地气通于口。天食人以五气，鼻受之；地食人以五味，口受之。穴居其中，故曰人中。自人中而上，目、鼻、耳皆两窍，偶画。自人中而下，口与二便皆单窍。奇画。上三画偶而为阴，下三画奇而为阳，取天地之义，合成泰卦也。形景主外，犹必合阴阳之象而成人，况人之所以生之理乎，人之为义大矣哉！子若遇医者，问此一字，恐高车驷马，诩诩以名医自负者，亦一字不识也。客闻予言，亦大笑而去。

脏　腑

●十二官

《灵兰秘典论》云：心者，君主之官也，神明出焉。肺者，相傅之官，治节出焉。肝者，将军之官，谋虑出焉。胆者，中正之官，决断出焉。膻中者，臣使之官，喜乐出焉。脾胃者，仓廪之官，五味出焉。大肠者，传道之官，变化出焉。小肠者，受盛之官，化物出焉。肾者，作强之官，伎巧出焉。三焦者，决渎之官，水道出焉。膀胱者，州都之官，津液藏焉，气化则能出矣。按：此以脾胃合为一官，恐错简耳。《刺法补遗篇》云：脾者，谏议之官，知周出焉；胃者，仓廪之官，五味出焉。采此补入，方足十二官之数。

●心说

心，火脏，身之主，神明之舍也。《小篆》尝言，心字篆文只是一倒火字耳。盖心，火也，不欲炎上，故颠倒之，以见调燮之妙也。祝无功曰：庖氏一画，直竖之则为"丨"，左右倚之则为"丿"为"乀"，缩之则为"丶"，曲之则"乚"。"乚""丶"圆而神，"一""丨""丿""乀"方以直，世间字变化浩繁，未有能外"一""丨""丿""乀"结构之者。独心字欲动欲流，圆妙不居，出之乎"一""丨""丿""乀"之外，更索一字与作对不得。正以心者，新也，神明之官，变化而日新也。心主血脉，血脉日新，新新不停，则为平人，否则病矣。其合脉也，其荣色也，开窍于舌。

●肝说

肝，木脏，魂所藏也。肝者，干也，以其体状有枝干也。又位于东方，而主生气。时医昧其理，反云肝无补法，宜凉、宜伐，只泥木克土之一说，而不知后天八卦配河图之象。三八为木，居东，即后天震巽之位，巽上坤下则为观，《易》曰：观，天之神道，而四时不忒。上坤下震则为复，《易》曰：复，其见天地之心乎，为义大矣哉！其合筋也，其荣爪也，开窍于目。

●脾说

脾为土脏，藏意与智，居心肺之下，故从卑。又脾者，裨也，裨助胃气以化谷也。《经》云"纳谷者昌"，其在此乎。其合肉也，其荣唇也，开窍于口。

●肺说

肺，金脏，魄所藏也。肺者，沛也，中有二十四孔，分布清浊之气，以行于诸脏，使沛然莫御也。《内经》曰：肺恶寒。又曰：形寒饮冷则伤肺。勿只守火克金之一说也。其合皮也，其荣毛也，开窍于鼻。

●肾说

肾，水脏，藏精与志，华元化谓为性命之根也。又肾者，任也，主骨，而任周身之事，故强弱系之。《甲乙经》曰：肾者，引也，能引气通于骨髓。《厄言》曰：肾者，神也，妙万物而言也。其合骨也，其荣发也，开窍于二阴。

●胃说

胃，属土，脾之腑也，为仓廪之官，五谷之府，故从田。田乃五谷所出，以为五谷之市也。又胃者，卫也，水谷入胃，游溢精气，上出于肺，畅达四肢，布护周身，足以卫外而为固也。

●膽说 字从詹，不从旦。胆音檀，乃口脂泽也，与膽不同。今从胆者，乃传袭之讹也。

膽，属木，肝之腑也。为中正之官，中清之府，十一经皆取决于膽。人之勇怯邪正，于此詹之，故字从詹。又，膽者，擔也，有膽量方足以擔天下之事。肝主仁，仁者不忍，故以膽断；膽附于肝之短叶间，仁者必有勇也。

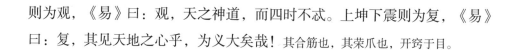

●大肠小肠说

大肠，传道之官，变化出焉，属金，为肺之腑。小肠，受盛之官，化物出焉，属火，为心之腑。人纳水谷，脾气化而上升，肠则化而下降。盖以肠者，畅也，所以畅达胃中之气也，肠通畅则为平人，否则病矣。

●三焦说

三焦者，上、中、下三焦之气也。焦者，热也，满腔中热气布护，能通调水道也。为心包络之腑，属火。上焦不治，则水泛高源；中焦不治，则水留中脘；下焦不治，则水乱二便。三焦气治，则脉络通而水道利，故曰决渎之官。

●手心主说 即心包络

心乃五脏六腑之主，其包络为君主之外卫，相火代君主而行事也，所以亦有主名。何以系之以手？盖以手厥阴之脉，出属心包；手三阳之脉，散络心包；是手与心主合，故心包络称手心主。五脏加此一脏，实六脏也。

●膀胱说

膀胱，属水，为肾之腑。《经》云：膀胱者，州都之官，津液藏焉，气化则能出矣。言其能得气化，而津液外出，滋润于皮毛也。若水道之专司，则在三焦之腑。故《经》云：三焦决渎之官，水道出焉。言其热气布护，使水道下出而为溺也。《内经》两出字，一为外出，一为下出，千古罕明其旨，兹特辨之。又膀者，旁也；胱者，光也。言气海之元气足，则津液旁达不穷，而肌腠皮毛皆因以光滑也。

●命门说

越人指右肾为命门，诸家非之。余考《内经》太阳根于至阴，结于命门。命门者，目也。《灵枢·根结篇》《卫气篇》《素问·阴阳离合论》，三说俱同。后读《黄庭经》云：上有黄庭，下有关元；后有幽门，前有命门。方悟其处。凡人受生之初，先天精气聚于脐下，当关元、气海之间。其在女者，可以手扪而得，俗名产门。其在男者，于泄精之时，自有关阑知觉。此北门锁钥之司，人之至命处也。又考越人七冲门之说谓：飞门，唇也；户门，齿也；吸门，会厌也；贲门，胃之上口也；幽门，大肠下口也；阑门，小肠下口也；魄门，肛门也，便溺由气化而出。又增溺窍为气门。凡称之曰门，皆指出入之处而言也。况身形未生之初，父母交会之际，男之施由此门而出，女之受由此门而入。及胎元既足，复由此门而生。故于八门之外，重之曰命门也。若夫督脉十四椎中，有命门之穴，是指外腧而言如五脏六腑腧一理，非谓命门即在此也。

经　络

● **经络歌诀**

汪讱庵《本草备要》后附此，宜熟读之，无庸再著。

四　诊

●望色

春夏秋冬长夏时，青黄赤白黑随宜。

左肝右肺形呈颊，心额肾颐鼻主脾。

察位须知生者吉，审时若遇克堪悲。

更于黯泽分新旧，隐隐微黄是愈期。

又有辨舌之法。舌上无胎为在表，鲜红为火，淡白为寒。主无胎言，非谓胎之淡白也。若有白胎为半表半里，黄胎为在里，黑胎病入少阴，多死。胎润有液为寒，胎燥无液为火，舌上无胎如去油腰子为亡液，不治。

●闻声

肝怒声呼心喜笑，脾为思念发为歌，

肺金忧虑形为哭，肾主呻吟恐亦多。

又法，气衰言微者为虚，气盛言厉者为实，语言首尾不相顾者神昏，狂言怒骂者实热，痰声漉漉者死，久病闻呃为胃绝。大抵语言声音以不异于平时者吉，反者为凶。

●问症出《景岳全书》。张心在增润之。

一问寒热二问汗，三问头身四问便，

五问饮食六问胸，七聋八渴俱当辨，

九问旧病十问因，再兼服药参机变，

妇人尤必问经期，迟速闭崩皆可见，

再添片语告儿科，天花麻疹虔占验。

●切脉

微茫指下最难知，条绪寻来悟治丝。旧诀以浮、芤、滑、实、弦、紧、洪为七表，以沉、微、迟、缓、濡、伏、弱、涩为八里，以长、短、虚、促、结、代、牢、动、细为九道，李濒湖、李士材加入数、革、散三脉，共二十七字，实难摸索。必得其头绪如治丝者，始有条不紊。三部分持成定法，左寸外以候心，内以候膻中。右寸外以候肺，内以候胸中。左关外以候肝，内以候膈。右关外以候胃，内以候脾。两尺外以候肾，内以候腹。腹者，大小二肠、膀胱俱在其中。前以候前，后以候后。上竟上者，胸喉中事也；下竟下者，小腹、腰股、膝胫中事也。此照《内经》分配之法。八纲易见是良规。浮主表，沉主里，二脉于指下轻重辨之，易见也。迟主寒，数主热，二脉以息之至数分之，易见也。大主邪实，细主正虚，二脉以形之阔窄分之，易见也。长主素盛，短主素弱，二脉以部之长短分之，易见也。以此八脉为纲。其余诸脉，辨其兼见可也，置而弗辨亦可也。起四句，总提切脉之大法也。胃资水谷人根本，脉属肺而肺受气于胃。土具冲和脉委蛇。不坚直而和缓也，脉得中土之生气如此，此以察胃气为第一要。脏气全凭生克验，审脏气之生克为第二要。如脾病畏弦，木克土也。肺病畏洪，火克金也。反是，则与脏气无害。天时且向逆从窥。推天运之顺逆为第三要。如春气属木脉宜弦，夏气属火脉宜洪之类。反是，则与天气不应。阳为浮数形偏亢，仲景以浮、大、动、滑、数为阳，凡脉之有力者俱是。阴则沉迟势更卑。仲景以沉、涩、弱、弦、迟为阴，凡脉之无力者皆是。此又提出阴阳二字，以起下四句辨脉病之宜忌，为第四要。外感阴来非吉兆，外感之证，脉宜浮洪，而反细弱，则正不胜邪矣。内虚阳现实堪悲。脱血之后，脉宜静细，而反洪大，则气亦外脱矣。诸凡偏胜皆成病，偏阳而洪大，偏阴而细弱，皆病脉也。忽变非常即弗医。旧诀有雀啄、屋漏、鱼翔、虾游、弹石、解索、釜沸七怪之说，总因阴阳离决，忽现出反常之象。只此数言占必应，《脉经》铺叙总支离。病之名有万，而脉象不过数十种，且一病而数十种之脉无不可见，何能诊脉而即知为何病耶？脉书欺人之语，最不可听。

运 气

●张飞畴运气不足凭说

谚云：不读五运六气，检遍方书何济。所以稍涉医理者，动以司运为务。曷知《天元纪》等篇，本非《素问》原文，王氏取《阴阳大论》补入经中，后世以为古圣格言，孰敢非之，其实无关于医道也。况论中明言，时有常位，而气无定然，犹谆谆详论者，不过穷究其理而已。纵使胜复有常，而政分南北。四方有高下之殊，四序有非时之化；百步之内，晴雨不同；千里之外，寒暄各异。岂可以一定之法，而测非常之变耶？若熟之以资顾问则可，苟奉为治病之法，则执一不通矣。